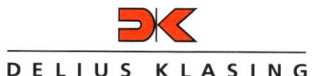

DELIUS KLASING

BJÖRN KAFKA & OLAF JENEWEIN

FUNCTIONAL FITNESS
für Radsportler

DELIUS KLASING VERLAG

Bibliografische Information der Deutschen Nationalbibliothek
Die Deutsche Nationalbibliothek verzeichnet diese Publikation
in der Deutschen Nationalbibliografie; detaillierte bibliografische Daten sind
im Internet über http://dnb.d-nb.de abrufbar.

1. Auflage
ISBN 978-3-7688-3585-5
© by Delius, Klasing & Co. KG, Bielefeld

Buchgestaltung: *Arndt Knieper, Julia Köberlein*
Fotos: *Robert Niedring*
Titel-Fotos: *Oliver Soulas, Markus Greber*
Illustrationen: *Thomas Thiesen*
Lektorat: *Klaus Bartelt*
Reproduktionen: *scanlitho.teams, Bielefeld*
Druck: *aprinta druck Wemding*
Printed in Germany 2013

Delius Klasing Verlag, Siekerwall 21, D-33602 Bielefeld
Tel.: 0 521 / 5 59-0, Fax: 0 521 / 5 59-115
E-Mail: info@delius-klasing.de
www.delius-klasing.de

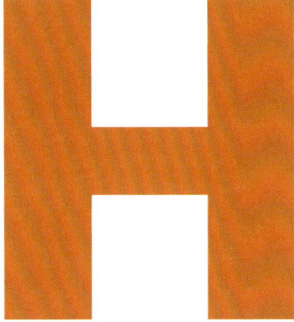

öher, schneller, weiter: Das galt schon immer als Maxime des ambitionierten Sportlers. Über Dekaden hinweg haben sich Trainer und renommierte, aber auch selbst ernannte Wissenschaftler damit beschäftigt, wie das Kraftpotenzial des menschlichen Körpers gesteigert werden kann. Wer heute ins Internet, in Bücher oder Zeitschriften schaut, findet eine Vielzahl von Konzepten, Ansätzen, Empfehlungen und Mythen zum Thema Krafttraining. Zusätzlich überflutet einen der Sport- und Gesundheitsmarkt mit einer Unmenge an noch so ausgefeilten Geräten. Dort den Überblick zu behalten, fällt selbst Experten schwer.

Aber es war mal anders: Ich kann mich noch sehr gut daran erinnern, als das Body Building Mitte der 1980er-Jahre in Deutschland die Massen begeisterte und ein Gold's Gym nach dem anderen entstand. Diese Welle ging auch an mir nicht vorüber. Schon mit 14 begleitete ich Freunde ins Studio. Mit 16 fing ich dann selbst an zu pumpen. Das definierte Ziel damals: Muckis aufbauen. Zwar war zu dieser Zeit der sportliche Asket nicht so angesagt, aber mich zog neben dem Eisenbiegen das Mountainbike in seinen Bann. Wieso ich von Anfang immer so viel Dampf am Berg hatte, interessierte mich kaum. Ich konnte im Grunde jeden Anstieg mit dem großen Blatt hochfahren, und damals war das noch ein 48er vorn und hinten 28. Im Grunde habe ich wohl schon zu Anbeginn meiner Bike-Karriere ein hohes Niveau beim Intervalltraining absolvieren können, weil mein Basis-Kraftniveau sehr hoch lag.

Lange Zeit gab es hitzige Diskussionen über das Krafttraining im Radsport. Die Debatten drehten sich um Massezuwachs versus Mehrleistung. Als Ausdauersportler der Disziplin Mountainbike, aber auch des Radsports allgemein, ist die relative körperliche Leistung in Watt/Kilogramm und die relative Maximalkraft das entscheidende Maß. Seit einigen Jahren hat man die Physiologie bezüglich der Anpassung des menschlichen Körpers aufs Krafttraining genauestens ergründet. Dabei fand man heraus, dass es mehrere Aspekte der Kraft gibt, die trainiert werden können. Die entscheidende Form für Radsport ist dabei die intramuskuläre Koordination: die Fähigkeit, die maximale Kraft effektiv zu nutzen. Aber wie gießt man dieses Wissen in ein sportartspezifisches Bewegungsmuster? Björn Kafka und Olaf Jenewein zeigen es Ihnen. Die beiden Experten betreuten schon viele Profisportler und geben nun ihr Wissen preis. In diesem Buch finden Sie funktionelle Kraftübungen, die sich effizient ins Radtraining einfügen lassen.

Sie wollen mehr erfahren? Besuchen Sie uns auf *Facebook* unter „cycling functional".

Aber wieviel von diesem Training tut gut? Auf Basis meiner 20-jährigen Erfahrung und dem Wissen aus dem Studium würde ich dies, wie einer meiner bekanntesten Apotheker-Kollegen, so beschreiben: Die Dosis macht das Gift (Paracelsus: Dosis facit venenum). Meine Größe und mein Körpergewicht sprechen nicht für den optimalen Bergfahrer. Es gibt aber ein Niveau aus Ausdauer, Kraft und optimalem Körpergewicht, welches ich erreichen kann und das mich zum besten Biker am Berg macht. Für mich ist Sport und Bewegung die Medizin des 21. Jahrhunderts. Die aktuellen wissenschaftlichen Ergebnisse aus dem Bereich der Physiologie, Medizin, Sportmedizin und Sportwissenschaft unterstreichen immer mehr, dass ein ganzheitlicher multidisziplinärer Ansatz die Basis für einen gesunden und erfolgreichen Sport ist. Das Krafttraining im gesunden Maße wirkt sich nicht nur auf die Leistung, sondern auch positiv auf den Gesamtkörper aus. Dieses Buch soll eine Basis schaffen, die die wissenschaftlichen Inhalte für Radsportler begreifbar macht, und dabei konkrete, funktionelle Übungen zeigen.

Wolfram Kurschat
Mountainbikeprofi, Bundesliga-Sieger, Europameister, Deutscher Meister, Olympia-Teilnehmer

Danksagung
Schreiben ist wie Sport: mehr Transpiration als Inspiration. Doch die Inspiration ist der Schritt, der die Lawine lostritt; in diesem Sinne möchten wir den Menschen danken, deren Denken und Handeln dieses Buch möglich machte:
Brian Mackenzie, Robert Dos Remedios und Detlef Romeike.

BJÖRN KAFKA
arbeitet als Redakteur beim *Bike*-Magazin (Europas größter Mountainbikezeitschrift) und als freier Autor für die Zeitschriften *Tour* und *Allmountain*. Der ehemalige Leistungsradsportler betreut dort die Bereiche Fitness und Rennsport. Durch seinen Beruf erhält Kafka einen umfassenden Einblick in das Training von Radsportlern. Zudem berät er Weltklasseprofis beim Kraft- und Mobilitätstraining.

OLAF JENEWEIN
(Bachelor of Science) arbeitet als Physiotherapeut und Dozent in Hamburg. Nach seiner aktiven Zeit als Kraft- und Ausdauersportler verlagerte Jenewein sein Augenmerk auf das Training von Leistungssportlern. Jeneweins Urteil und Tipps machen ihn zum gefragten Experten und brachte schon Weltmeister wieder in Form. Er schreibt für die Magazine *Bike*, *Tour* und *Allmountain*.

EIN FÜH RUNG

SCHAUEN SIE IN DIE MITTE

Die Wahrheit liegt in der Mitte: Im Sport liegt das Fundament nicht unter den Füßen, sondern darüber, in der Körpermitte. „Für jede Kraft existiert eine gleich große Gegenkraft", lehrt Newton, und für Radsportler bedeutet das: „Wenn ich fest ins Pedal trete, tritt das Pedal fest zurück".

Beides, sowohl die Beinarbeit, als auch die Gegenkraft des Pedals, findet ihr Widerlager in der Körpermitte. Ist sie nicht stabil, mündet das in nutzlose Zusatzbewegungen. Das Ergebnis konnte auch bei wahren Kraftpaketen des Radsports wie Laurent Jalabert oder Sergej Gontschar beobachtet werden: Statt unbewegt auf dem Sattel zu thronen, wanden sich Oberkörper und Becken hin und her, ohne etwas für den Vortrieb zu leisten. Natürlich zeigen diese Beispiele auch, dass man Weltmeister werden kann, obwohl noch Raum für Verbesserung besteht. Indes sind die Karten beim Freizeit-Athleten anders gemischt, denn der Sport geschieht zum Nutzen, nicht zu Lasten der Gesundheit. In unserer Bewegungsverarmten Welt soll er Herz, Kreislauf und Rücken stärken, Beweglichkeit und Ausgeglichenheit fördern. Aber wie überall, so gilt auch hier: Was mehr als einem Ziel dient, ist immer ein Kompromiss und man kann nicht alles gleich gut leisten.

Radsport ist ein Segen für Herz und Kreislauf, schult das Reaktionsvermögen und geschieht meist an der frischen Luft in reizreicher Umgebung. Aber wer berufsbedingt viel Zeit in sitzender oder gebeugter Haltung zubringt, dessen Haltungsprobleme werden durch Radsport eher gefördert als gelindert: Wirbelsäule und Hüfte sind ebenfalls gebeugt, die Arme werden nie über Kopf gehoben. Also ist ein Ausgleich erforderlich, bei dem sich der Körper zu voller Größe entfalten kann.

Damit das geschehen kann, sind drei Dinge erforderlich: Zunächst die Erkenntnis, dass man gebeugt ist (Koordination). Dann Platz, um sich in die gewünschte Richtung zu bewegen (Beweglichkeit), und schließlich die Kraft, die Bewegung auszuführen.

Kraft ist also nicht alles, aber ohne Kraft ist alles nichts.

Jens Voigts Memoiren illustrieren das anschaulich. Er schreibt über seine Anfänge als Radprofi: „Ich hätte mit Tempo 30 von hier nach Moskau fahren können… aber keine fünf Minuten Tempo 50". Hier zeigt sich das Dilemma vieler Ausdauer-Athleten: Sie können quasi endlos lange innerhalb ihrer Komfortzone trainieren, aber brechen schon bei moderaten Tempoverschärfungen ein. Der Grund? Das Feld Ausdauer ist wohl bestellt, der Acker der Kraft hingegen liegt brach.

SPORT BEDEUTET EINEN WIDERSTAND ZU ÜBERWINDEN

Sieht man genauer hin, sind sich Marathon, Gewichtheben und Ballett ähnlicher als man denkt: Das Wesen sportlichen Trainings ist das Überwinden von Widerstand. Ob der nun aus Wind, Metall oder der inneren Reibung von Körpergeweben besteht, ist gar nicht so wichtig. Interessant ist vielmehr, wie lange er dauert, wie schnell er überwunden werden soll und wie dicht er an dem Widerstand liegt, den man nur ein einziges Mal überwinden kann: der sogenannten Maximalkraft. Je näher ein Widerstand der Maximalkraft kommt, desto kürzer und langsamer kann er überwunden werden.

Als Faustregel gelten 30 % der Maximalkraft als Markscheide zwischen Kraft und Ausdauer. Widerstände darunter können lange bzw. häufig überwunden werden, Widerstände darüber

9

erfordern Formen der Energiebereitstellung, die der Körper nur kurze Zeit aufrechterhalten kann. Deshalb kann man einen Marathon nicht sprinten, und deshalb wird man bergauf langsamer. Daraus folgt zwingend, dass die Maximalkraft einer Person über ihre Ausdauerleistung mitbestimmt: Wächst die „Gesamtmenge" der Kraft, wächst auch die Teilmenge, aus der sich die Ausdauer speist, proportional mit. Anders ausgedrückt: 30 % eines Stückes Kuchen sind weniger als 30 % des ganzen Kuchens.

Die alte Regel „Muskeln machen langsam" darf getrost als Desinformation gelten. Sie trifft zu, wenn man mehr Kraft mit mehr Muskelmasse gleichsetzt; aber das ist nicht mal die halbe Wahrheit.

MASSE = KLASSE?

Im Prinzip stehen zwei Möglichkeiten zur Verfügung, die Kraft eines Menschen zu steigern: mehr Muskelmasse, oder ein besserer Wirkungsgrad der vorhandenen Muskulatur. Die Dicke eines Muskels lässt Rückschlüsse auf die Kraft dieses Muskels zu, aber diese Korrelation ist nicht sehr fest. Betrachtet man die „Spargelbeine" eines Bjarne Rijs neben den Quadriceps-Pyramiden eines Jan Ullrich, stellt sich die Frage, wie beide ähnliche Zeitfahr-Resultate erreichen konnten!?

Die Antwort liegt in der zweiten Methode, die Kraft zu steigern: dem Training der intra- und intermuskulären Koordination. Darunter versteht man, dass man Muskeln und ihre Einzelteile lehrt, optimal zusammen zu arbeiten. Ein Muskel spannt sich beim gesunden Menschen nicht als Ganzes an. Es werden immer nur Teile eines Muskels aktiviert. Diese Teile heißen „motorische Einheiten" und bestehen aus einer Nervenzelle und mehreren Muskelfasern. Diese Fasern bekommen von der Nervenzelle den Auftrag, sich anzuspannen oder nicht. Daraus folgen mehrere Dinge:

- Auch der dickste Muskel ist nutzlos ohne den ihn versorgenden Nerv.

- Jede Bewegung ist nur so gut wie der Befehl des zentralen Nervensystems.

- Ein Training der Muskeln ist immer auch ein Training des Nervensystems.

ABER WIE AKTIVIERE ICH MEHR VON MEINER MUSKULATUR?

Zuerst müssen wir uns vom klassischen Ausdauertraining verabschieden, nach dem Motto: „Ich geh dann mal ein Stündchen radeln…" Training muss bewusst und fokussiert ablaufen. Es braucht ein Ziel und Inhalte, die dazu passen. Wenn aus Übungen ein systematisches Training werden soll, kommt der Moment, an dem der Athlet sich fragt, was denn in einen guten Plan so alles an Übungen hinein gehört.

Michael Boyle, ein führender Experte des Functional Training beantwortet die Frage damit, dass der Trainingsplan eines Breitensportlers Schub-, Zug-, Rumpf- und Bein-Übungen enthalten sollte. In der Summe soll so der gesamte Athlet trainiert werden, nicht nur sein vermeintliches „Erfolgs-Organ"; also beim Radsportler die Beine.

Letztendlich ist es so: Über Jahrzehnte haben wir dem Sport die natürliche Ordnung genommen und Spezialistentum auf Sand gebaut. Ein Beispiel: Betrachtet man die Entwicklung kleiner Erdenbürger, lernen sie zunächst stabil zu liegen, den Kopf zu kontrollieren, die Lage zu wechseln, sich auf Ellbogen und Hand zu stützen, um dann über das Robben und Krabbeln schließlich das Gehen zu lernen. So sollte auch das Vorgehen im Sport aussehen, besonders im Radsport: Zunächst muss eine solide Basis allgemeiner Athletik geschaffen werden, auf der dann die speziellen Fähigkeiten in dieser Disziplin fußen.

Im Endeffekt erhält ein Athlet aber selten Anerkennung für ausgewogene motorische Grundfähigkeiten, sondern dafür, was er in seiner Disziplin zu leisten vermag. Dementsprechend wird der Beinmuskulatur in unseren Trainingsplänen besondere Aufmerksamkeit geschenkt. Boyles einfacher Algorithmus wird also insofern modifiziert, dass wir uns mehr auf die Beine konzentrieren.

Der geneigte Leser wird feststellen, dass mitunter schwer zu erkennen ist, welche Übung nun eher die Rumpfstabilität als die Beinkraft fördert – und das ist ganz im Sinne der Idee des funktionellen Trainings. Keine Sport- oder Alltagsaufgabe wird nur von einem Körperteil erledigt, sondern immer vom ganzen Athleten. Das heißt, beim Bergfahren leistet der ganze Körper Arbeit, auch jene Teile, die scheinbar regungslos sind (Rumpf und Arme). Die Idee, vortriebwirksame Muskulatur zu trainieren und „unwichtige" Muskeln zu vergessen, wirkt im Lichte neuer Erkenntnisse absurd. Obwohl die Anatomie des Menschen seit Jahrhunderten erforscht wird, sind überraschende Forschungsergebnisse noch heute keine Seltenheit. Gegenwärtig rücken die Faszien des Körpers ins Zentrum des Interesses. Denn sie zeigen, dass es keine unwichtigen Muskeln gibt. Selbst scheinbar untätige Körperabschnitte sind für das Gesamtsystem Mensch wichtig, weil sie den Haltungshintergrund für kontrollierte Extremitäten-Bewegungen liefern.

Wie wichtig kontrollierte Bewegung und damit auch die Radbeherrschung sein können, konnte die ganze Welt 2003 beobachten, als Lance Armstrong dem stürzenden Joseba Beloki auswich und eine Böschung hinab durch einen Graben hindurch die Straße wieder erreichte. Nach dieser unfreiwilligen Querfeldein-Einlage entschied er zudem die Etappe (und die Tour) für sich. Daran, wie die Stabilität des Gesamtsystems gesteigert werden sollte, scheiden sich zur Zeit die Geister. Während die einen zögern, die Wirbelsäule beim Krafttraining zu bewegen, fordert die Gegenfraktion genau das.

Dieser Streit kann hier nicht beendet werden. Stattdessen folgen wir der Maxime unseres Freundes Detlef Romeike, eines Pioniers des funktionellen Trainings in Deutschland: „Ich halte jede Bewegung der Wirbelsäule, die muskulär kontrolliert werden kann, für vertretbar." Hört sich kompliziert an, ist es aber nicht. Jedes Gelenk wird am Bewegungsende durch Kapsel, Bänder, Knorpel oder Knochen gebremst. Geschieht das zu oft, tragen diese Schäden davon.

Eine gemäßigte Sitzposition macht schneller, da bei extremen Aeropositionen weder Bauch- noch Rückenmuskulatur eines Radfahrers adäquat arbeiten. Wie zum Beweis brannte Fabian Cancellara unfassbare Bestzeiten auf den Asphalt, nachdem seine Radposition von den Spezialisten um Dr. Andy Pruitt entschärft worden war, indem der Lenker einige Zentimeter höher gesetzt wurde.

DIE RICHTIGE POSITION

Wann aber ist eine Position richtig? Im Prinzip müssen Muskeln drei Dinge leisten können:

- sich kraftvoll zusammenziehen (konzentrische Kontraktion)

- kontrolliert in die Länge gezogen werden
  (exzentrische Kontraktion)

- eine Länge beibehalten
  (isometrische Kontraktion)

Radsport bietet den Beinen im Normalfall keine exzentrischen Kontraktionen an, bei denen nennenswerte Widerstände überwunden werden (Ausnahme: das kontrollierte Abbremsen eines Bahnrades mittels starrer Übersetzung). Klingt nicht dramatisch, ist es aber, denn sowohl Muskeln, als auch Nervensystem profitieren stark von exzentrischem Training. Die Fahrer des ehemaligen Weltklasse-Radteams HTC Columbia klagten tagelang über Muskelkater. Was war passiert? Ihre Konditionstrainer räumten dem exzentrischen Krafttraining den Stellenwert ein, der ihm gebührt, und ließen bei der Kniebeuge auch das Absenken der Hantel langsam und konzentriert ausführen. Die Abwesenheit exzentrischer Trainingsreize wird vielen Radsportlern schmerzhaft bewusst, wenn sie zu Beginn der Saisonpause die Laufschuhe schnüren und zwei Tage später den Schmerz an der Vorderseite des Ober- und Unterschenkels in vollen Zügen „genießen". Wieso das so ist: Die Fußhebe- und Kniestreckmuskulatur ist von der ungewohnten Bremsarbeit überfordert. Sie haben schlicht und ergreifend Muskelkater.

Betrachtet man also den Radfahrer im Ganzen, zeigt er Defizite bei Kraft und Rumpfstabilität. Auch in Sachen Haltung, Beweglichkeit und Koordination ist er kein Musterknabe. Wer an diesen Schwachstellen arbeitet, wird mit Sicherheit ein besserer Athlet und büßt dabei womöglich noch ein paar der Zipperlein ein, von denen er glaubte, sie seien Teil des Sports.

WAS IST FUNKTIONELLES TRAINING?

Derzeit ist von funktionellem Training die Rede, sobald der Blick auf einen Pezziball, eine Kettlebell oder eine Turnkeule fällt; doch ganz so einfach ist es nicht. Die Methode ist weniger an bestimmte Geräte gebunden, als vielmehr an eine sinnvolle Übungsauswahl und Trainingssteuerung. Der Begriff „funktionell" stammt von Funktion, also von etwas, was der Trainierende kann und tut oder können und tun sollte, weil es für ein gesundes, erfülltes Leben erforderlich ist und in seinem Leben zu wenig oder gar nicht mehr vorkommt. Dies umfasst Haltungen, Bewegungen, Geschwindigkeiten, Belastungszeiten und Formen der Energiebereitstellung für typische Tätigkeiten des Athleten. Spinnt man den Gedanken weiter, gehört auch die Ernährung dazu: „You can't train against a crappy diet", sprich: Du kannst nicht gegen eine schlechte Ernährung antrainieren.

IHR NEUES TRAINING

Ihr neues Training besteht aus vier Blöcken:

 **Maximalkraft:** Kraft ist Masse mal Beschleunigung, also das, was es braucht, um die Lage oder Form eines Gegenstandes zu verändern. Für jede Bewegung eines Menschen gibt es einen Widerstand, den er nur ein einziges Mal überwinden kann. Die dafür notwendige Kraft ist die so genannte Maximalkraft. Sie ist eine entscheidende Kenngröße für die Fähigkeiten eines Athleten. Wie entscheidend, umschreibt Top-Coach Robert Dos Remedios so: „Maximalkraft ist die Wundertinktur für alle weiteren Eigenschaften eines Athleten." Im Focus unseres Maximalkaft-Regimes stehen klassische

Übungen des Kraftsports, die Grundformen der Bewegung widerspiegeln, große Muskelgruppen ansprechen und so Generationen von Athleten stark gemacht haben.

 **Zirkeltraining:** Der Name verströmt den muffigen Charme alter Schulturnhallen. Die Idee entstand Mitte des 20. Jahrhunderts an der Universität Leeds in GB und ist nicht tot zu kriegen, denn sie ist genial. Betrachtet man einige ihrer Standardübungen, so wird klar, warum: Kniebeuge, Liegestütz und Klimmzug sind als Bewegungen so alt wie die Menschheit und werden wohl erst mit ihr verschwinden.

Sucht man nach der Trainingsform, die den meisten Ertrag für die aufgewandte Zeit und Energie liefert, landet das Zirkeltraining mit Leichtigkeit auf Platz eins. Zu imposant sind die Vorteile: Bei entsprechender Übungsauswahl erzeugt dieses Training starke, bewegliche und gewandte Athleten mit hohem Stehvermögen, weshalb kaum eine Armee der Welt auf diese Methode verzichtet. Für den Anwender mit knappem Zeitbudget eröffnet es die Möglichkeit, größten Erfolg in kürzester Zeit zu erreichen.

 **Koordination und Beweglichkeit:** Radfahren ist von der Bewegungsform her eine zyklisch ablaufende Sportart, die in einer Zwangshaltung stattfindet. Das bedeutet, dass der Athlet wieder und wieder die gleiche Bewegung einiger Körperteile ausführt, während der Rest des Körpers über einen langen Zeitraum in eine Haltung gezwungen wird, die er freiwillig nicht oder nicht lange einnehmen würde.

Zu den Grundregeln der Sportwissenschaft gehört die Spezifität von Trainingsreizen. Das bedeutet, dass der Körper nur das gut kann, was er übt. Es existiert wohl kein Radlerstammtisch, an dem Nacken- und Rückeschmerzen, Knieprobleme und instabile Sprunggelenke in der Winterpause kein Thema sind.

 **Schwachstellen:** Jede Sportart hat ihre Stärken und Schwächen. Radsport beispielsweise erzeugt unermüdliche Tretmaschinen wie etwa Udo Bölts, über den sein Sportlicher Leiter einmal schwärmte „Die Bölts geht nie kaputt!" Im Lauf der Zeit spiegeln die Körper dieser Athleten aber auch die Schwächen ihres Sports: magere Menschen mit hängenden Schultern, dürren Ärmchen und watschelndem Gang.

KRAFT UND AUSDAUER? PASST DAS ÜBERHAUPT ZUSAMMEN?

Sport dient in der bewegungsstatischen Welt der Gegenwart dazu, die einzigartige Bewegungsvielfalt des Menschen zu erhalten: Kriechen, Krabbeln, Laufen, Klettern, Schwimmen, Tauchen, Tanzen, Werfen, Werkzeug gebrauchen … welche andere Spezies kann für sich in Anspruch nehmen, mit einem solchen Schatz an Bewegungsmöglichkeiten gesegnet zu sein?

„Ein Schlauer trainiert die Ausdauer", pflegte die Hamburger Schwimmtrainer-Legende Gerd Pfeiffer zu sagen; wiewohl er das Primat der Grundeigenschaft Ausdauer für den Schwimmsport anerkannte, war ihm dennoch die Bedeutung der Kraft bewusst. Als der Sport sich in der zweiten Hälfte des 20. Jahrhunderts wieder aus den Trümmern des Zweiten Weltkriegs erhob, baute Pfeiffer aus Metallschrott Trainingsgewichte für seine Athleten. Im Radsport ließ derlei Einsicht länger auf sich warten. Fausto Coppi galt als erster Radprofi, dessen Trainingssystem nachvollziehbar mehr als Radfahren umfasste: Training, Ernährung, Regeneration

Michael Boyle nennt drei Phasen, in denen sich der Siegeszug einer neuen Idee vollzieht: Zunächst wird sie lächerlich gemacht, dann mit aller Macht bekämpft und schließlich anerkannt.

Die Rolle, die funktionelles Training im Leistungssport einnimmt, variiert noch stark zwischen den einzelnen Disziplinen. Im Kampfsport hat es die Kettlebell schon bis in eine Episode der Rocky-Filme geschafft, also sogar bis in Heldensagen des Sports, in die Meta-Realität, während in den klassischen Ausdauerdisziplinen teilweise noch mit blanker Desinformation gegen das Neue gekämpft wird. Schwimmer und Läufer können durchaus noch der Auffassung begegnen, Krafttraining mache sie langsamer und schade der Feinkoordination in der Zielsportart. Innerhalb des Radsports ist die Spannbreite besonders verblüffend. Während im Team Radioshack Kreuzheben, Kettlebell-Swings und Liegestütz im Schlingentrainer zum Alltag gehörten, ist für viele Radtrainer in Europa alles jenseits der Beinpresse Teufelszeug. Wie die Rückwärtsgewandtheit in der Trainingsmethodik zur hysterischen Jagd nach dem leichtesten Laufrad und dem aerodynamischsten Helm passt, bleibt ein Rätsel. Die gleiche gespaltene Persönlichkeit zeigen auch Freizeitathleten, die mit 85 Kilo Lebendgewicht 250 Gramm Sättel unverantwortlich schwer finden und fürchten, zu viele Muskeln machten am Berg träge, nicht aber zehn Kilo Zusatzgewicht an den Hüften. Aber warum nicht das Angenehme mit dem Nützlichen verbinden? Warum nicht überflüssige Pfunde verlieren und aus den vorhandenen Muskeln mehr Leistung generieren?

OPTIMIEREN SIE IHRE MUSKEL-SOFTWARE

Ein bedeutender Teil des Erfolgs eines Krafttrainings beruht darauf, dass das Nervensystem lernt, der Muskulatur deutlicher zu sagen, wer wann was in welcher Weise zu tun hat. Ein Beispiel: Gehen Sie mit 15 Freunden wandern und überqueren Sie gemeinsam eine Brücke. Kehren Sie zehn Minuten später um und überqueren Sie dieselbe Brücke im Gleichschritt. Dieselben 16 Personen schaffen es nun, die Brücke erzittern zu lassen, dabei sind sie in den letzten Minuten weder mehr, noch schwerer geworden. Sie haben es lediglich verstanden, ihre Gewichtskraft effektiver einzusetzen. Das gleiche vollbringt gekonntes Krafttraining: mehr Leistung aus der vorhandenen Muskulatur zu kitzeln.

Im vorliegenden Buch werden Krafttrainingsregime skizziert, die verschiedenen Zielen dienen. Im Fokus stehen entweder Muskelzuwachs oder aber intramuskuläre Koordination, also das bessere Ausnutzen vorhandener Muskelmasse. Anders als im ersten Band dieser Reihe liegt das Augenmerk weniger auf dem Beeinflussen der Ausdauer über spezielle Krafttrainingsregime. Die hier angestrebten Zieleigenschaften sind die verbleibenden Grundeigenschaften, die gemeinsam mit der Ausdauer das konstituieren, was man landläufig Kondition nennt. Für den Anwender ist hier von Bedeutung, dass nicht jede Art Krafttraining zu jedem Zeitpunkt der Saison angemessen ist. Für den ambitionierten Ausdauerathleten ist Muskelaufbautraining außerhalb der Radsaison sinnvoll, nicht aber währenddessen! Muskelzuwachs geschieht vorwiegend bei den schnell zuckenden Fasern, die eher für Kraft als für Ausdauerleistungen verantwortlich sind. Neu gewonnene Muskelmasse muss zunächst kapillarisiert werden um im Ausdauerbereich von Nutzen zu sein; ein Prozess, der sich über mehrere Monate erstreckt. Mit solchen Zeiträumen ist beim Verbessern der intramuskulären Koordination nicht zu rechnen. Der Grund ist simpel: Die angestrebte Veränderung betrifft die Funktion einer vorhandenen Struktur, während Muskelaufbau die Struktur selbst verändert und mithin einen aufwändigeren Prozess darstellt. Diese Kapillarisierung im Langstreckenlauf auf Amateur-Ebene ist via Krafttraining quasi inexistent. Hier mag die Ursache in der Hegemonie ausgemergelter afrikanischer Athleten auf der Marathon-Distanz liegen. Fraglich bleibt jedoch, ob eben jene Siegläufer moderne Trainingsmethoden ebenfalls ablehnen würden, wenn sie ihnen zur Verfügung stünden.

SO STARTEN SIE IHR TRAINING

1. Leistungstest machen und sich in eine Leistungsgruppe einteilen (ab Seite 18).

2. Übungen zusammensuchen, Zeitschema und Gewicht bestimmen (genauere Beschreibung auf Seite 16–17).

3. Training absolvieren.

4. Trainieren Sie zwei mal in der Woche.

IHRE TRAININGSGERÄTE

Um Ihnen ein optimales Training zu bieten, arbeiten wir mit acht Trainingsgeräten. Sie müssen sich nicht all diese Sachen anschaffen. Eine Langhantel und eine Kettlebell sollten Sie sich aber besorgen.

Kugelhantel/Kettlebell: In der Kettlebell steckt ein unglaubliches Trainingsgerät. Kettlebell-Übungen beanspruchen den ganzen Körper, verbessern Kraft, das Zusammenspiel der Muskeln, und das Herz-Kreislauf-System.

Medizinball: Werfen, stemmen, prellen; der Medizinball ist ein Klassiker unter den Trainingsgeräten. Er ermöglicht ein wirksames, aber gefahrloses Training für Sie und Ihren Fußboden.

Klimmzugstange: Nicht nur für Teppiche. Wer an der Klimmzugstange trainiert, überwindet die Schwerkraft und sich selbst. Ideal für kräftige Schultern und einen gesunden Rücken.

Kasten: Die Welt besteht aus Kästen: Treppen, Mauern, Badewannenrand. Wer auf den Kasten springt, steigt oder sich abstützt, bereitet sich aufs echte Leben vor.

Körpergewicht: Immer und überall dabei, an die Möglichkeiten des Bewegungsapparates angepasst und dazu zum Nulltarif.

Langhantel: Wer maximale Kraft aufbauen möchte, kommt nicht an der Langhantel vorbei. Ein elementares Trainingsgerät.

Jumper/Gymnastikball: Koordination und Balance - mit diesen Geräten werden Sie daran arbeiten.

Wie Sie Ihr Krafttraining mit dem Radsport strukturieren

Wie Sie Ihr Krafttraining in den Radsport integrieren: Erfolg im Sport knüpft an einen Trainingsplan an. Ohne eine Struktur können Sie kein sinnvolles Training aufbauen und Ihre Fortschritte nicht dokumentieren. Zudem hilft ein Plan kontinuierlich zu arbeiten – das Wichtigste für Erfolg.

Das Wichtigste zuerst: Integrieren heißt zu einer Einheit zusammenführen, also nicht einfach draufsatteln. Training funktioniert dann am besten, wenn seine Elemente zusammen passen. Also findet auch Ihr Athletik-Training in der Zeit statt, die Sie für's Training haben, nicht in der, die sie gern hätten und nicht losgelöst von dem, was Sie ansonsten trainieren. Also verhält es sich wie bei den Wahlen: Es gibt in jedem Parlament nur eine begrenzte Anzahl Sitze. Wenn nun die Functional Fitness Partei Einzug ins Parlament hält, bleiben weniger Sitze für die Altparteien. Ihr funktionelles Training ruht auf vier Säulen: Maximalkraft, Zirkeltraining, Koordinations- und Mobility-Training, sowie Training typischer Schwachstellen.

METHODE MAXIMALKRAFT

Die Übungsauswahl besteht aus komplexen Übungen, bei denen ein Großteil des Körpers gefordert wird. Außer beim Klimmzug, bei dem das Gewicht ja durch den Athleten vorgegeben ist, wird die Zahl der Wiederholungen im Laufe der Zeit niedriger, nicht höher.

- Anfänger wählen zunächst ein Gewicht, das 8–12 mal überwunden werden kann und trainieren 3 Sätze mit Pausen von 1–3 Minuten.
- Fortgeschrittene wählen ein Gewicht, das sie 5–6 mal überwinden können und trainieren 3–6 Sätze. Dazwischen liegen Pausen von mindestens 2 Minuten.
- Profis streben bis zu 3 Wiederholungen an, trainieren 3–6 Sätze und pausieren dazwischen bis zu 5 Minuten.

METHODE ZIRKELTRAINING

Hier erfolgt die Trainingssteuerung über Belastungs- und Erholungszeiten.

- Anfänger trainieren jede Übung für 30 Sekunden und haben zwischen den Übungen 30 Sekunden Pause. Es werden 3 Durchgänge absolviert; die Pausen zwischen den Durchgängen dürfen länger als 30 Sekunden sein, maximal aber 3 Minuten.
- Fortgeschrittene trainieren 45 Sekunden mit 30 Sekunden Pause zwischen den Übungen. Es werden 4 Durchgänge absolviert; die Pausen zwischen den Durchgängen dürfen wieder länger als 30 Sekunden sein.

- Profis trainieren 45–60 Sekunden mit 30 Sekunden oder weniger Pause zwischen den Übungen. Es werden bis zu 5 Durchgänge absolviert; die Pausen zwischen den Durchgängen sollten nicht wesentlich länger sein als die Übungspause.

METHODE KOORDINATION

Bei diesen Übungen zählt nicht der Widerstand, sondern die Qualität und Weiträumigkeit der Bewegung.

- Die Übungen werden von Anfängern für 1 Minute ausgeführt. Pausen sollten nicht länger als 1 Minute dauern. Es sollten 3 Durchgänge absolviert werden.
- Fortgeschrittene und Profis führen die Übungen 90 Sekunden oder länger aus. Pausen nicht über 1 Minute. 4 Durchgänge. Dieses Training soll den Athleten nicht erschöpfen.

TRAINING DER SCHWACHSTELLEN

Dieses Training ist als Kraftausdauertraining angelegt.

- Anfänger wählen einen Widerstand, den sie mindestens 15 Mal überwinden können. Pro Übung werden 3 Sätze ausgeführt. Zwischen den Sätzen wird etwa 1 Minute pausiert.
- Fortgeschrittene streben 20 Wiederholungen an. Es werden 4 Sätze ausgeführt. Die Pause liegt bei 0,5 bis 1 Minute.
- Profis wählen eine Wiederholungszahl von 25 oder eine Übungsdauer von 2 Minuten. 3 Durchgänge genügen, die Pausen dauern 30 Sekunden.

SO TRAINIEREN SIE

Sie werden zwei Trainingseinheiten pro Woche absolvieren. In Einheit eins werden Maximalkraft und Zirkeltraining trainiert, in Einheit zwei Koordination/Mobility und Schwachstellen. Insbesondere das Maximalkrafttraining sollte nicht am Tag vor oder nach einem wichtigen Wettkampf stattfinden, damit keine neue, harte Beanspruchung in eine Phase fällt, die eigentlich der Regeneration gehören sollte. Wenn also Sonntag der Bike-Marathon ansteht, sollte nicht später als Freitag und nicht früher als Dienstag trainiert werden.

STRUKTUR

- Maximalkraft wird mit Zirkeltraining kombiniert
- Koordination wird mit Schwachstellen kombiniert

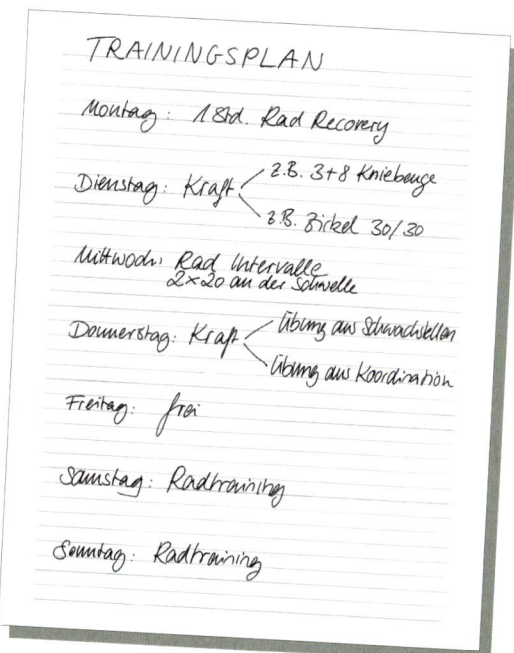

TRAININGSPLAN

Montag: 1 Std. Rad Recovery

Dienstag: Kraft — z.B. 3+8 Kniebeuge
z.B. Zirkel 30/30

Mittwoch: Rad Intervalle
2×20 an der Schwelle

Donnerstag: Kraft — Übung aus Schwachstellen
Übung aus Koordination

Freitag: frei

Samstag: Radtraining

Sonntag: Radtraining

Wie fit bin ich?

Wie steht es um Ihre Fitness? In diesem Kapitel prüfen Sie Ihren Ist-Zustand. Mit den vorgegeben Tests können Sie einordnen, ob Sie eher zu den Anfänger- oder doch zu den Fortgeschrittenen- oder Profiübungen greifen können.

Wie fit bin ich? Diese Fragen können Sie sich in diesem Kapitel selbst beantworten. Anhand von zehn verschiedenen Tests checken Sie Ihre Stärken und Schwächen. Dabei fragen wir Ihre Beweglichkeit, Kraft, Ausdauer und Koordination ab. Dieser Kurztest hilft Ihnen, die richtige Auswahl der Übungen zu finden und sich in die passende Kategorie einzuordnen (Anfänger, Fortgeschrittener, Profi). Grundsätzlich empfehlen wir Ihnen aber, mit den Anfänger-Übungen und -Trainingsplänen zu starten. Wiederholen Sie den Test monatlich, um Ihre Fitness-Entwicklung zu überprüfen. Zur Einschätzung Ihres Fitnessstands bedienen wir uns der Anforderungen, die man beim Militär findet. Das hat nichts mit unserer militanten Ader zu tun, vielmehr mit der großen Vielseitigkeit dieser Tests.

DIE KRUX MIT DER RUMPFKRAFT

Die Tests der Rumpfkraft dienen dazu, das Kraftverhältnis der Körperseiten zu ermitteln. Wenn eine Seite Anfängerniveau zeigt, hat Ihr Rumpf Anfängerniveau, selbst wenn die andere Seite Profi-Ergebnisse erzielt. Für komplexe Maximalkraftübungen gilt: Die Kette ist so stark wie ihr schwächstes Glied. Fitness-Studios sind voll von Athleten, die 300 kg an der Beinpresse mit Leichtigkeit schaffen, an 150 kg Kniebeugen

aber scheitern. Der limitierende Faktor dabei ist in der Regel das Unvermögen des Athleten, seine Wirbelsäule unter Last stabil zu halten. Rückenpapst Stuart McGill bestätigt das: „Fast alle Leute, die Rückenschmerzen entwickeln, machen Bewegungsfehler. Der wohl häufigste ist, die Wirbelsäule zu bewegen, während sie unter Last ist". Wirklich stark sind Sie also nur, wenn der Rumpf die Kraft Ihrer Beine weiterleiten kann bis zu den Armen. Die Maximalkraft-Übungen in diesem Buch wurden exakt unter diesem Gesichtspunkt ausgewählt. Insbesondere der Overhead Squat und der Thruster sind dazu geeignet, die Zusammenarbeit der Körperabschnitte zu schulen. Aber seien Sie vorsichtig: Klassische Kraftübungen brauchen Geduld, Hingabe und Sorgfalt; sie wollen gemeistert werden.

WILLKOMMEN IM ECHTEN LEBEN

Wer er häufiger mit der Bahn reist, kann bei jedem Halt die Wirkungslosigkeit der meisten Fitness-Regime bewundern; immer dann, wenn die Koffer in die Gepäckablage über Kopf sollen. Hier spielt das Training mit freien Gewichten seine Stärken aus, denn ähnlich wie das Gepäck folgt die Hantel keiner festen Bewegungsbahn, es sein denn, diese Bahn wird vom Athleten erzeugt.

TEST IHRER FITNESS:

❶ *Seitstütz: Sie sind in Seitlage, stützen sich auf den Ellbogen, die Beine liegen auf einander. Heben Sie nun das Becken ab, bis Ihr Körper eine gerade Linie bildet. Bleiben Sie in dieser Position bis zum Abbruch durch Erschöpfung.*

ANFÄNGER: 60 Sekunden
FORTGESCHRITTENE: 90 Sekunden
PROFIS: über 90 Sekunden

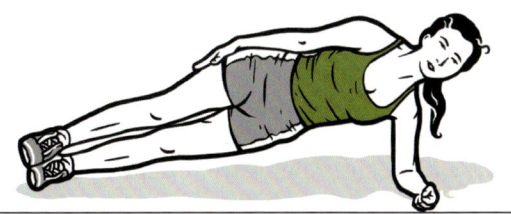

❷ *Können Sie mit Fersen, Po, Schulterblättern und Hinterkopf an einer Wand stehen und die Arme soweit nach vorne oben heben, dass Ihre Arme neben Ihren Ohren sind und Ihre Daumen die Wand berühren?*

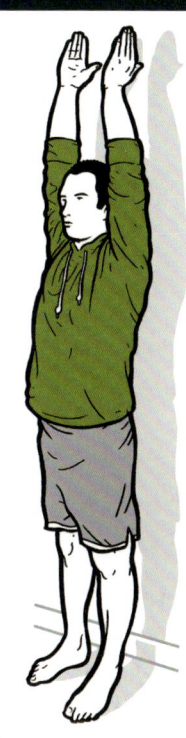

ANFÄNGER: Po und Schulter bekommen Sie an die Wand. Den Hinterkopf nicht.
FORTGESCHRITTENE: Sie schaffen es, die Daumen an die Wand zu legen.
PROFIS: Die Daumen sind an der Wand, Kopf und Schulter können abgelöst werden.

❸ *Supermann: Legen Sie sich bäuchlings auf den Boden und heben Sie Beine, Kopf und Arme ab. Die Arme werden neben den Kopf gehoben. Halten Sie diese Position, so lange Sie können.*

ANFÄNGER: 140 Sekunden
FORTGESCHRITTENE:180 Sekunden
PROFIS: über 180 Sekunden

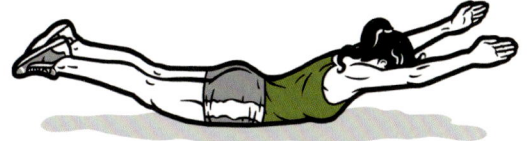

❹ *Sind Sie in der Lage, mit Ihren Fingern den Boden vor Ihren Zehen zu berühren und dabei die Knie durchgedrückt zu lassen?*

ANFÄNGER: Sie erreichen knapp die Schienbeine.
FORTGESCHRITTENE: Sie berühren mit den Fingerspitzen den Boden.
PROFIS: Die Handflächen liegen auf dem Boden.

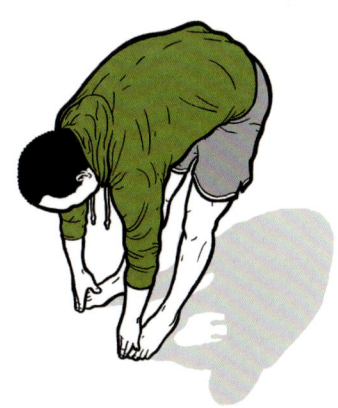

19

⑤ *Stellen Sie sich barfuß mit dem Gesicht zu einer Wand mit etwa 15 cm Abstand. Stand etwas weiter als hüftbreit, Großzehen zeigen minimal nach außen. Versuchen Sie eine Kniebeuge, ohne mit Stirn oder Nase die Wand zu berühren und die Fersen vom Boden zu lösen, bis Ihr Oberschenkelknochen waagerecht steht.*

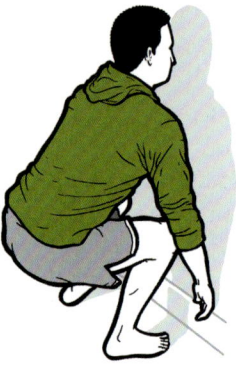

ANFÄNGER: Sie schaffen einen rechten Winkel im Knie. Fersen am Boden.
FORTGESCHRITTENE: Oberschenkel stehen parallel zum Boden. Die Fersen am Boden.
PROFIS: Senken das Gesäß bis zum Fersensitz.

⑥ *Gehaltener Situp: Sie sitzen mit angestellten Beinen auf dem Boden, der Oberkörper ist nach hinten geneigt, zwischen Oberkörper und Boden besteht ein Winkel von circa 60°. Die Wirbelsäule sollte dabei möglichst gerade gehalten werden. Verharren Sie in dieser Stellung, so lange Sie können.*

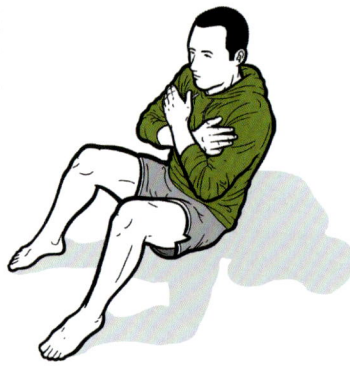

ANFÄNGER: 70 Sekunden
FORTGESCHRITTENE: 130 Sekunden
PROFIS: über 130 Sekunden

⑦ *Einbeinaufstehen: Sie sitzen auf einem Stuhl mittlerer Höhe (ca. 47 cm). Verschränken Sie die Arme vor der Brust und versuchen Sie, mit einem Bein aufzustehen. Wenn Sie dazu nicht in der Lage sind, liegt Ihre Beinkraft im unteren Durchschnitt.*

ANFÄNGER: keine
FORTGESCHRITTENE: 5 in 10 Sekunden
PROFIS: ab 8 in 10 Sekunden

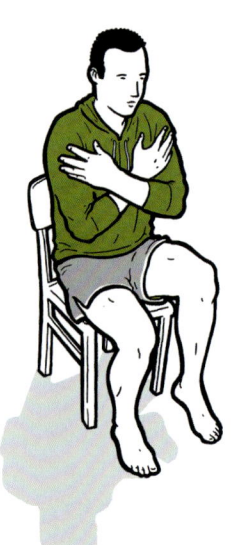

⑧ *Beim United States Marine Corps gelten 3 volle Klimmzüge als Minimalanforderung, bei den Navy SEALs sind es derer schon 8 als Einstellungsvoraussetzung. Um mithalten zu können, sind dort 15–20 gern gesehen.*

ANFÄNGER: Nur hängen mit Kinn über der Stange für 5 Sekunden
FORTGESCHRITTENE: 5 Klimmzüge
PROFIS: ab 10 Klimmzüge

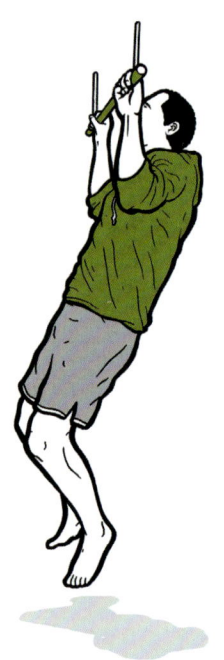

9 *Liegstütz: Im aktuellen Fitnesstest der Bundeswehr kommt der Liegstütz als Minimal-anforderung nicht mehr vor. Noch 2009 war das anders. Wiederholungszahlen unter 10 galten nur bei Soldaten jenseits des 50. Lebensjahrs als akzeptabel. Bei den Elite Soldaten der SEALs hingegen sind 42 das Minimum und 100 gelten als guter Durchschnitt.*

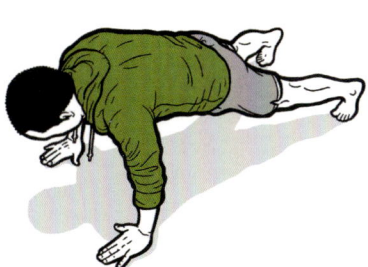

ANFÄNGER: unter 10 Wieder-holungen
FORTGESCHRIT-TENE: 15–20 Wiederholungen
PROFIS: über 30 Wiederho-lungen

10 *Sind Sie in der Lage, 30 Sekunden auf einem Bein zu stehen? Wenn nicht, zeigt Ihr Gleich-gewicht deutliche Defizite. 30 Sekunden Einbein-stand mit geschlosse-nen Augen hingegen gelten als gute Leistung alles darüber als sehr gut.*

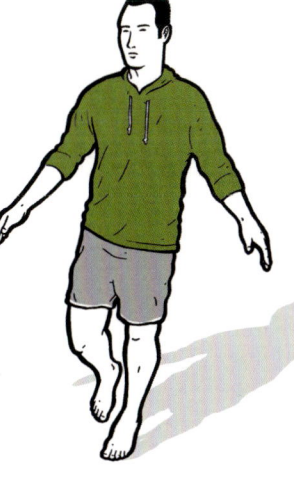

ANFÄNGER: unter 30 Sekunden mit offenen Augen
FORTGESCHRITTENE: 30 Sekunden mit geschlossenen Augen
PROFIS: über 45 Sekunden mit geschlos-senen Augen

SO FIT SIND SIE:

Wie schon vor drei Seiten beschrieben entschei-det vor allem Ihre Rumpfkraft, ob Sie zu den Anfängern, Fortgeschrittenen oder Profis gehören. Zudem sollten Sie ein besonderes Augenmerk auf Ihre Beweglichkeit legen. Wer im Rumpf und in der Beweglichkeit Schwächen zeigt, sollte immer zum Anfängertrainig greifen. Dadurch werden Fehlhaltungen vermieden und Sie können sich langsam an die schwereren Übungen herantasten. Denken Sie daran: Wer sich anfänglich bei zu schwerem Training verletzt, hat einen geringeren Trainingsfort-schritt, als jemand, der mit dem vermeintlich Leichten startet.

AUSWERTUNG:

Beweglichkeit	ANF.	FORTG.	PROFI
4. Vorbeugen	O	O	O
2. Daumen an die Wand	O	O	O
5. Hocke	O	O	O
Kraft-Rumpf	O	O	O
1. Seitstütz	O	O	O
3. Supermann	O	O	O
6. Gehaltener Situp	O	O	O
Kraft Arme und Beine			
7. Einbeinaufstehen	O	O	O
8. Klimmzüge	O	O	O
9. Liegestützen	O	O	O
1. Seitstütz	O	O	O
3. Superman	O	O	O
Koordination			
10. Auf einem Bein stehen	O	O	O

KRAFT

GEWICHT DER LANGHANTEL

Bestimmen des Trainingsgewichts anhand des Einwiederholungsmaximums.

1	Wiederholung	100 %
2	Wiederholungen	95 %
3–5	Wiederholungen	90 %
5–8	Wiederholungen	85 %
8–10	Wiederholungen	80 %
10–12	Wiederholungen	75 %
12–15	Wiederholungen	70 %
15–18	Wiederholungen	65 %
20	Wiederholungen	60 %
30	Wiederholungen	55 %
40	Wiederholungen	50 %

◎ Das passende Gewicht von Kettlebell und Langhantel ist von Sportler zu Sportler unterschiedlich. Als Richtwerte für die Kettlebell empfehlen wir:
Frauen: ab 6–8 kg
Männer: ab 12 kg

◎ Für das Gewicht der Langhantel dient die nebenstehende Tabelle zur Berechnung des Gewichts. Daraus können Sie einfach errechnen, wie hoch Ihr Gewicht gewählt werden sollte. Vorsicht vor falschem Ehrgeiz: Eine zu hohe Einstufung birgt Verletzungsgefahren und bringt keine Trainingsvorteile!

Quelle: Franz-Josef Haas 2001
Anhand dieser Tabelle kann ein Athlet sein Trainingsgewicht bestimmen. Man wählt ein Gewicht, mit dem man die angestrebte Übung sicher bewältigen kann und testet, wie viele Wiederholungen man mit diesem Gewicht bewältigen kann. Mithilfe der Tabelle kann nun das Gewicht für ein Training mit angemessener Intensität berechnet werden.

1. Kniebeuge mit Langhantel

Vielleicht die beste Übung zur Steigerung der Beinkraft.

1} Das Gewicht ruht auf dem oberen Teil der Schulterblätter. Umfassen Sie die Stange etwa doppelt schulterbreit. Blick geradeaus. Po und Rumpf anspannen. Füße etwas über schulterbreit aufgestellt. Füße leicht nach außen gedreht.

2} Gehen Sie in die Beuge. Dabei schieben Sie Ihr Gesäß nach hinten, als ob Sie auf einem Stuhl sitzen wollten. Der Oberkörper bleibt aufgerichtet. Senken Sie sich soweit ab, bis der Oberschenkel parallel zum Boden steht.

● TIPP:

Beim Absenken sollte der Oberkörper aufgerichtet bleiben. Wer damit Probleme hat, beginnt mit Frontkniebeugen, um beweglicher zu werden.

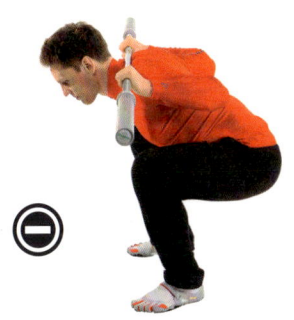

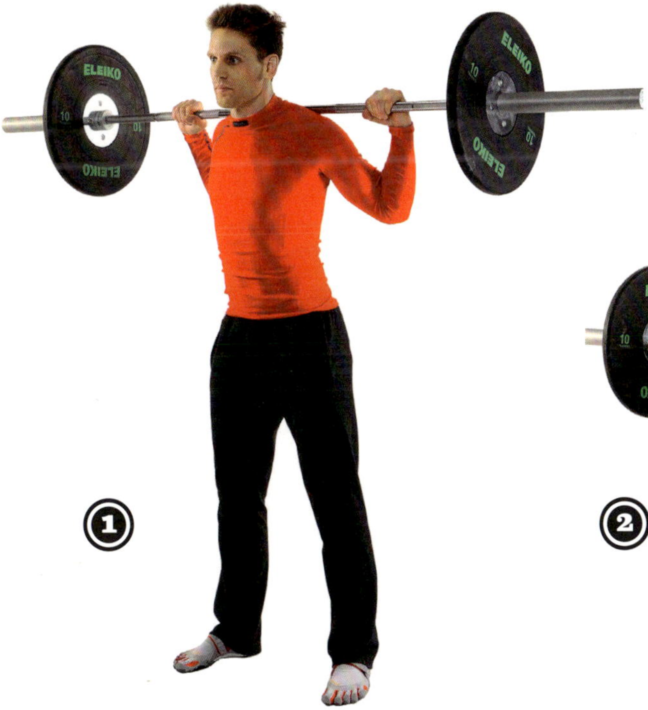

①

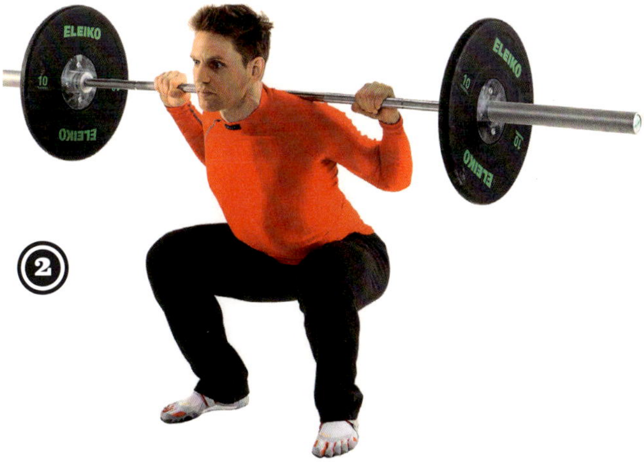

②

2. Frontkniebeuge mit Langhantel

Schult die Beweglichkeit – ideal für Radsportler mit Muskelverkürzungen.

1} Das Gewicht ruht auf dem Schlüsselbein. Umfassen Sie die Stange schulterbreit. Die Ellbogen nach oben heben, sodass der Oberarm parallel zum Boden steht. Blick geradeaus. Po und Rumpf anspannen. Füße etwas über schulterbreit. Füße leicht nach außen gedreht. **2}** In die Beuge gehen. Dabei schieben Sie Ihr Gesäß nach hinten. Der Oberkörper bleibt aufgerichtet. Senken Sie soweit ab, bis der Oberschenkel parallel zum Boden steht. Die Ellbogen bleiben oben – nicht auf den Knien ablegen.

● TIPP:

Achten Sie sehr genau auf eine saubere Ausführung. Machen Sie keinen Rundrücken oder überstrecken sich nach hinten. Die Beine sind am Ende der Bewegung gestreckt.

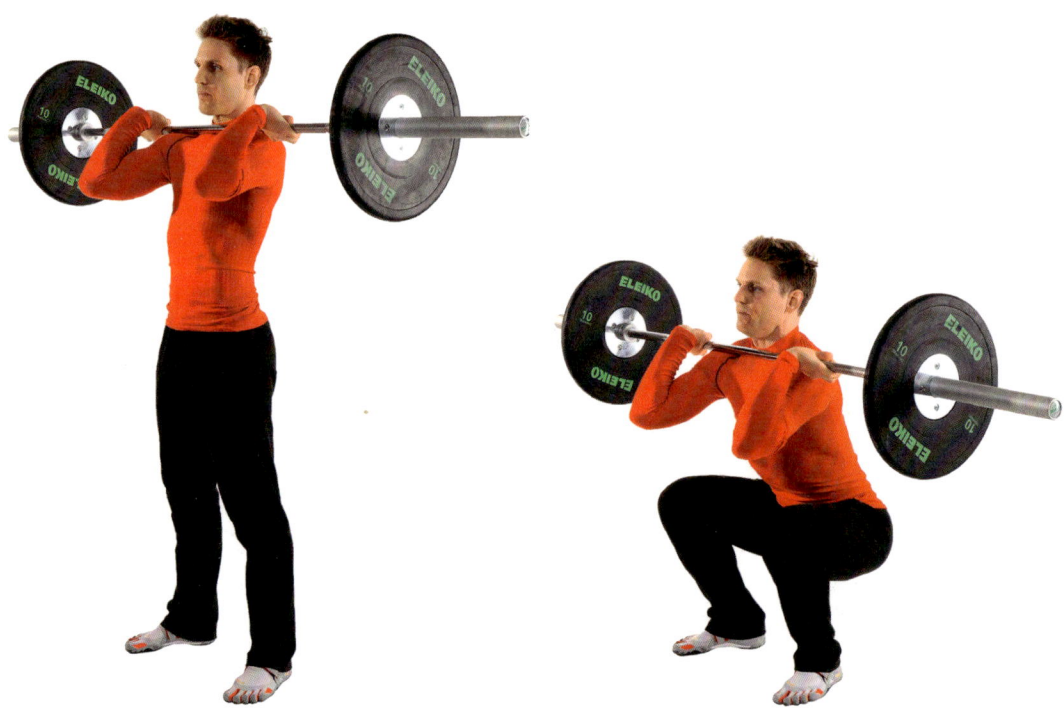

3. Kreuzheben

Rücken, Beine und Gesäß werden hier maximal gefordert.

1} Stehen Sie vor der Stange, sodass Ihre Zehen unter ihr liegen. Senken Sie Ihr Gesäß ab, als ob Sie sich auf einen Stuhl setzen wollten. Greifen Sie die Stange etwas über schulterbreit. Hinterkopf, Rücken und Gesäß sind in einer Linie. **2}** Richten Sie sich mit geradem Rücken auf. Dabei strecken sich Beine und Hüfte gleichzeitig. Die Arme leisten keine Beugearbeit. Stoppen Sie, wenn Sie aufgerichtet sind. Setzen Sie das Gewicht danach schnell ab.

● **TIPP:**

Bei sehr hohen Lasten können Sie nach dem Anheben das Gewicht fallen lassen.

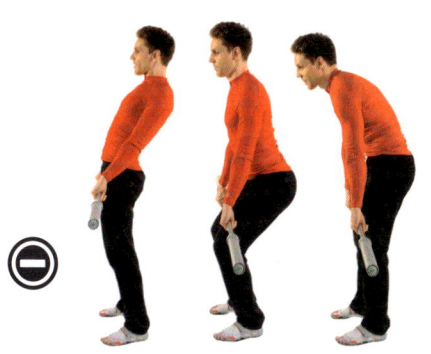

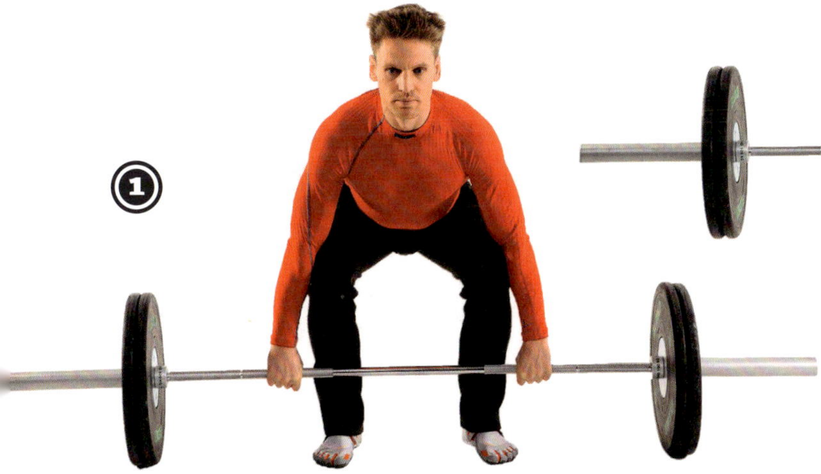

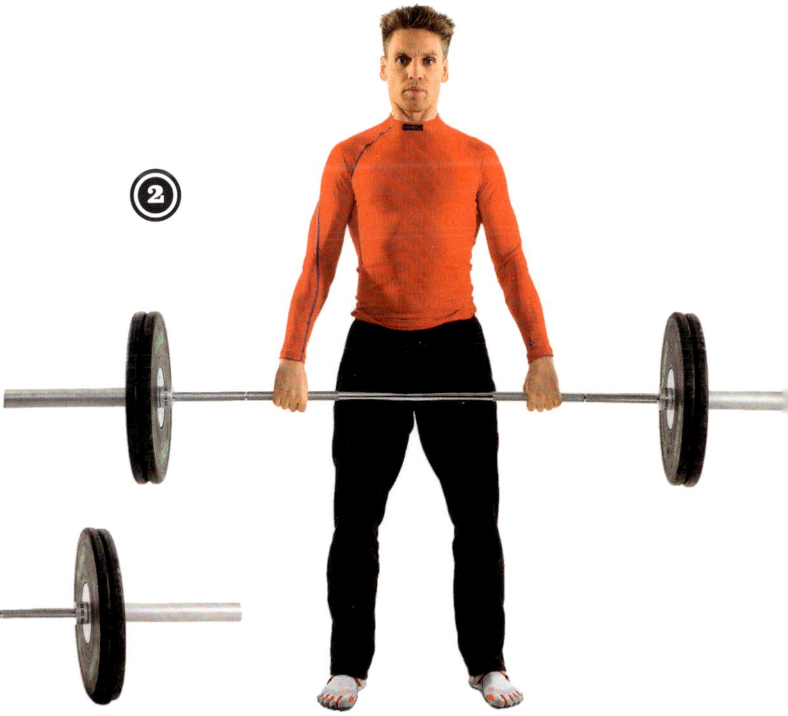

4. Sumo Kreuzheben

Ideal für Sportler mit mangelnder Hüftbeweglichkeit und Rückenproblemen.

1} Stehen Sie doppelt schulterbreit vor der Stange, sodass Ihre Zehen unter ihr liegen. Senken Sie Ihr Gesäß ab, als ob Sie sich auf einen Stuhl setzen wollten. Greifen Sie die Stange schulterbreit. Hinterkopf, Rücken und Gesäß sind in einer Linie und aufrecht. **2}** Richten Sie sich mit geradem Rücken auf. Dabei strecken sich Beine und Hüfte gleichzeitig. Die Arme leisten keine Beugearbeit. Stoppen Sie, wenn Sie aufgerichtet sind.

● TIPP:

Je breiter Sie stehen, desto mehr muss die Hüfte leisten, dabei kann Ihr Stand soweit reichen, dass die Zehen fast an der Hantel liegen.

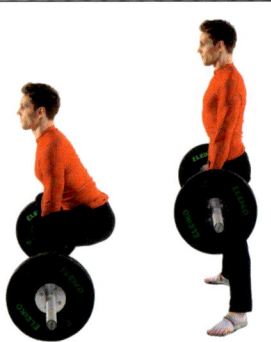

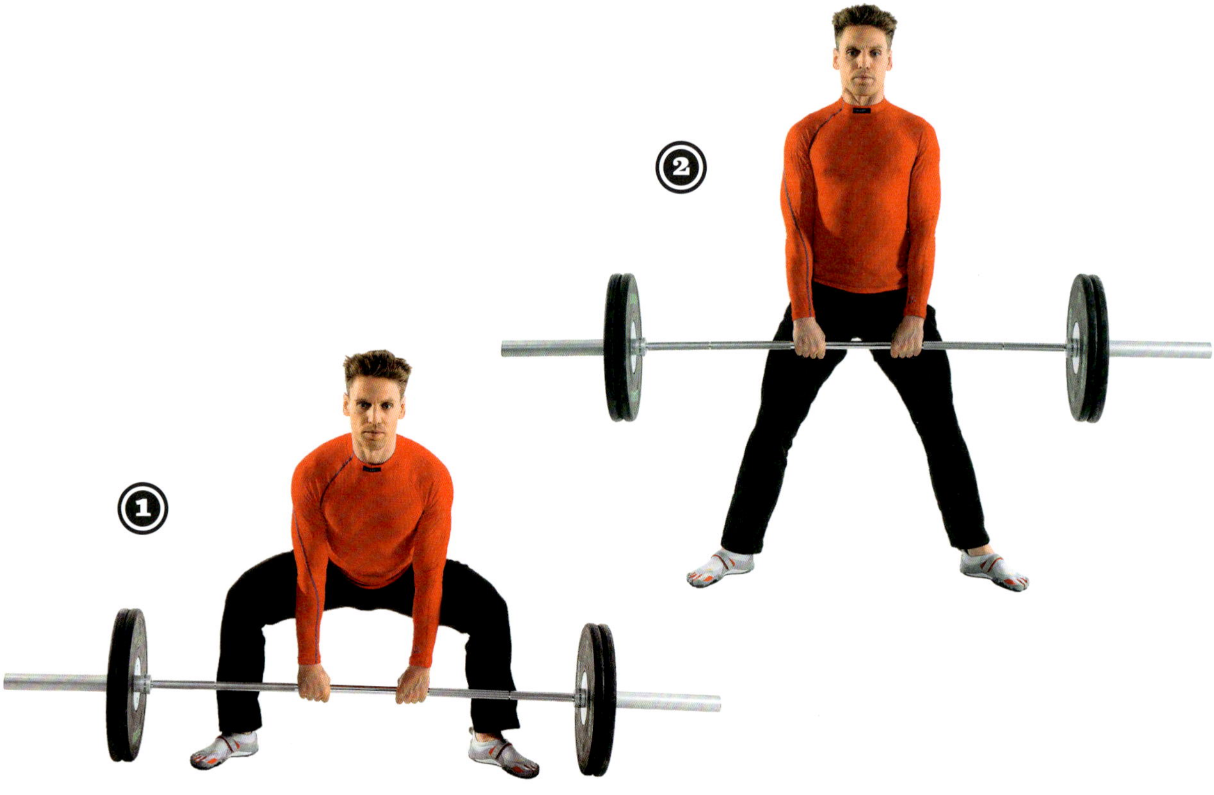

②

①

5. Klimmzug Ristgriff

Verbessert besonders die Kraft der Schulterblattmuskulatur.

1} Greifen Sie mit den Händen mehr als schulter-breit die Klimmzugstange. Ihre Handflächen zeigen nach vorn. In der Ausgangsposition sind Ihre Ellbogen durchgestreckt. **2}** Ziehen Sie sich so weit nach oben, bis Ihr Kinn über die Stange reicht. Die Beine bleiben dabei in einer Linie mit dem Oberkörper. Danach den Körper kontrolliert absenken.

● **TIPP:**

Wenn Sie keine Klimmzüge schaffen, springen Sie beim Hochziehen leicht vom Boden ab und versuchen an der obersten Position so lange wie möglich zu verharren.

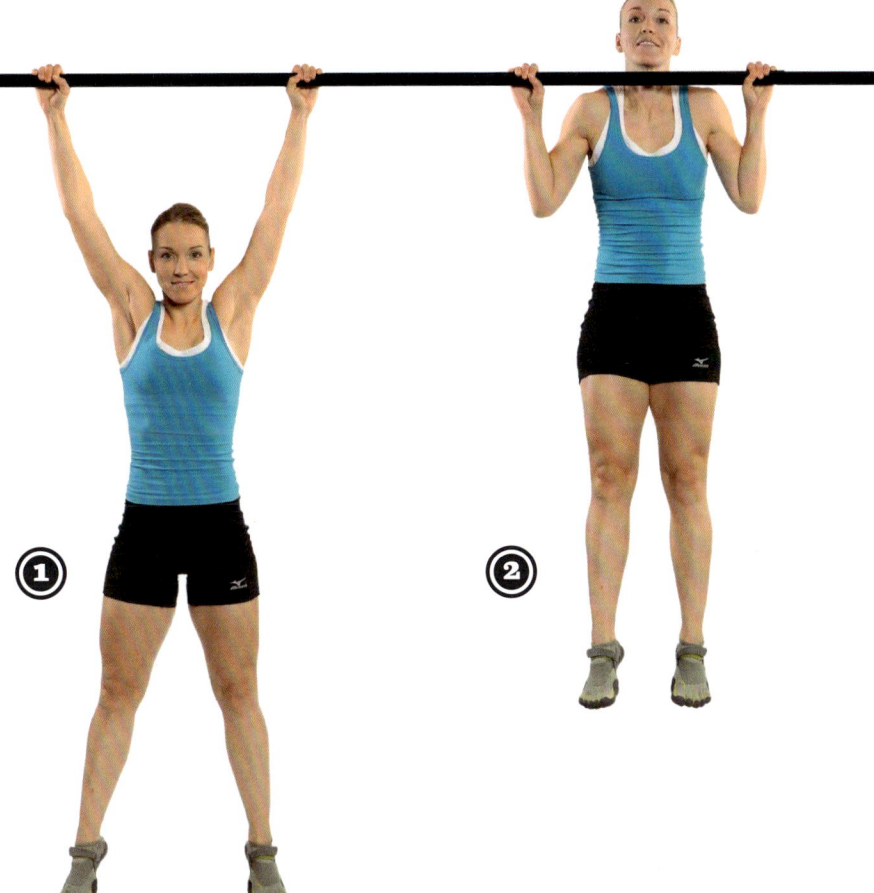

6. Thruster

Beweglichkeit, Kraft und Explosivität verlangt diese Übung.

1} Das Gewicht ruht auf dem Schlüsselbein. Umfassen Sie die Stange schulterbreit. Die Ellbogen nach oben heben, sodass der Oberarm parallel zum Boden steht. Blick geradeaus. Füße etwas über schulterbreit. **2}** Gehen Sie in die Beuge. Dabei schieben Sie Ihr Gesäß nach hinten, als ob Sie sich auf einen Stuhl setzen wollen. Der Oberkörper bleibt aufgerichtet. Senken Sie sich mit über 90-Grad-Beugewinkel ab. **3}** Jetzt schnell aufrichten und in einer fließenden Bewegung das Gewicht über den Kopf drücken.

● TIPP:

Machen Sie keinen Rundrücken und überstrecken Sie nicht nach hinten. Beim Überkopfdrücken im Rumpf stabil bleiben.

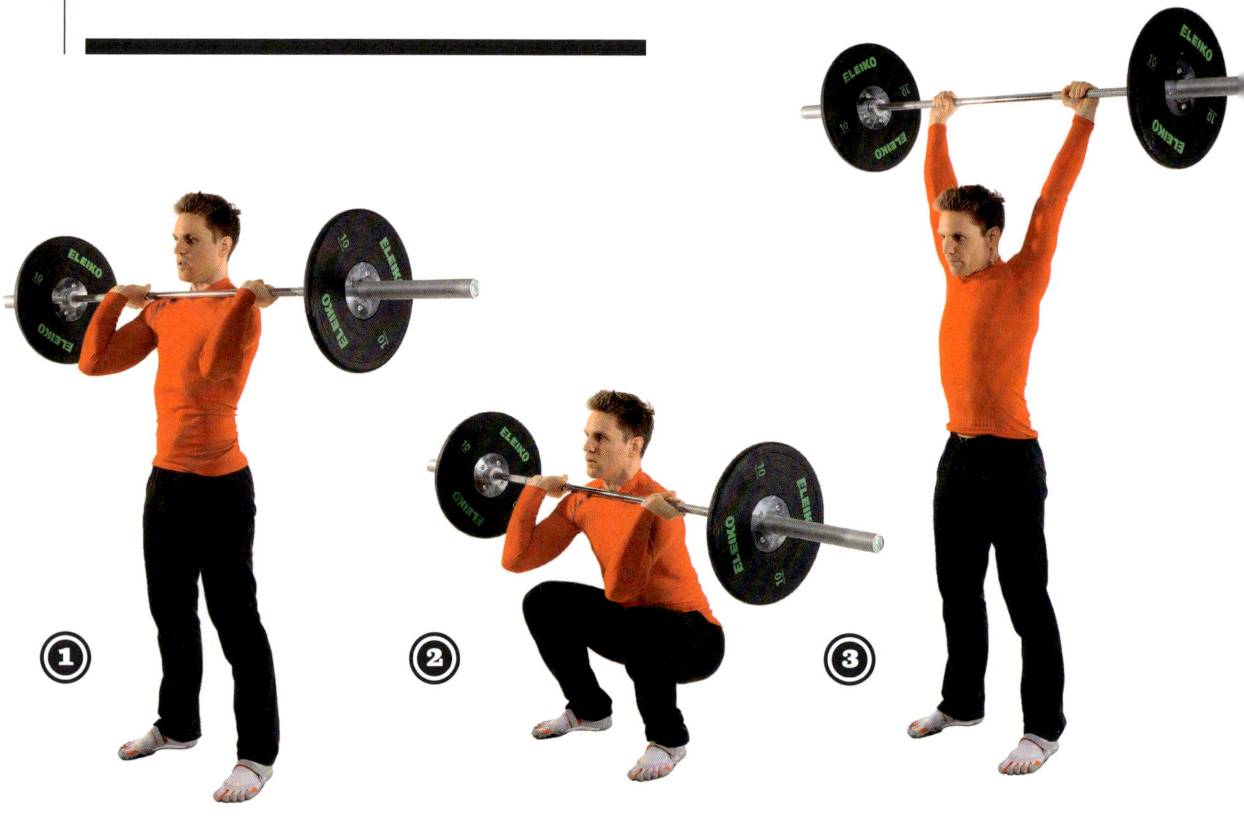

① ② ③

7. Überkopfdrücken

Schwache Schulter werden hier gestärkt.

1} Das Gewicht ruht auf dem Schlüsselbein. Umfassen Sie die Stange schulterbreit. Die Ellbogen nach oben heben, sodass der Oberarm parallel zum Boden steht. Blick geradeaus. Po und Rumpf anspannen. Füße etwas über schulterbreit aufgestellt. Füße leicht nach außen gedreht. **2}** Drücken Sie das Gewicht nach oben. Rumpf und Gesäß permanent anspannen. In der Endposition liegt der Oberarm hinter dem Ohr – das Ohr ist nicht verdeckt.

● **TIPP:**
Gehen Sie nicht ins Hohlkreuz! Wählen Sie ein Gewicht, das Sie gut bewältigen können. Beim Absetzen des Gewichts auf das Schlüsselbein leicht mit den Knien abfedern.

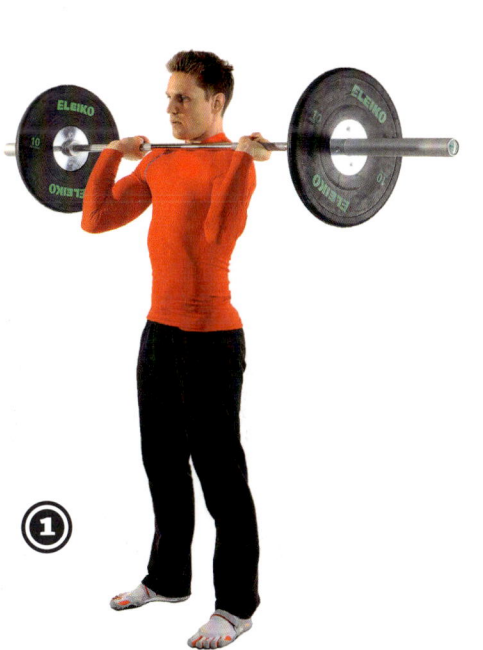

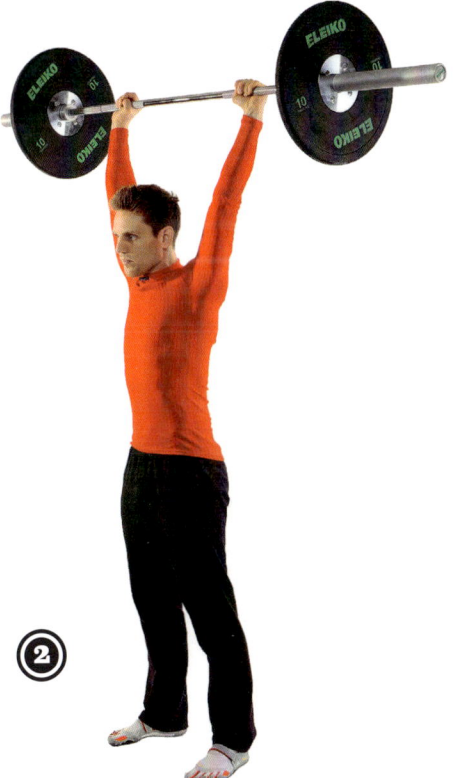

8. Überkopfkniebeuge

Besonders für Radsportler extrem schwierig. Sie fordert ein Höchstmaß an Beweglichkeit und Rumpfkraft.

1} Das Gewicht ruht auf dem oberen Teil der Schulterblätter. Umfassen Sie die Stange etwas mehr als doppelt schulterbreit. Blick geradeaus. Po und Rumpf anspannen. Füße etwas über schulterbreit aufgestellt. Füße leicht nach außen gedreht. Drücken Sie das Gewicht über den Kopf. Die Ohren werden nicht vom Oberarm verdeckt. **2}** Gehen Sie in die Beuge. Dabei schieben Sie Ihr Gesäß nach hinten, als ob Sie auf einem Stuhl sitzen wollten. Der Oberkörper bleibt aufgerichtet. Senken Sie sich soweit ab, bis der Oberschenkel parallel zum Boden steht. Das Hantel bewegt sich nach unten – nicht nach vorn oder hinten.

● **TIPP:**

Passthroughs (S. 87) helfen bei der Schulterbeweglichkeit. Tasten Sie sich an diese Übung heran und beginnen Sie mit einem Besenstiel.

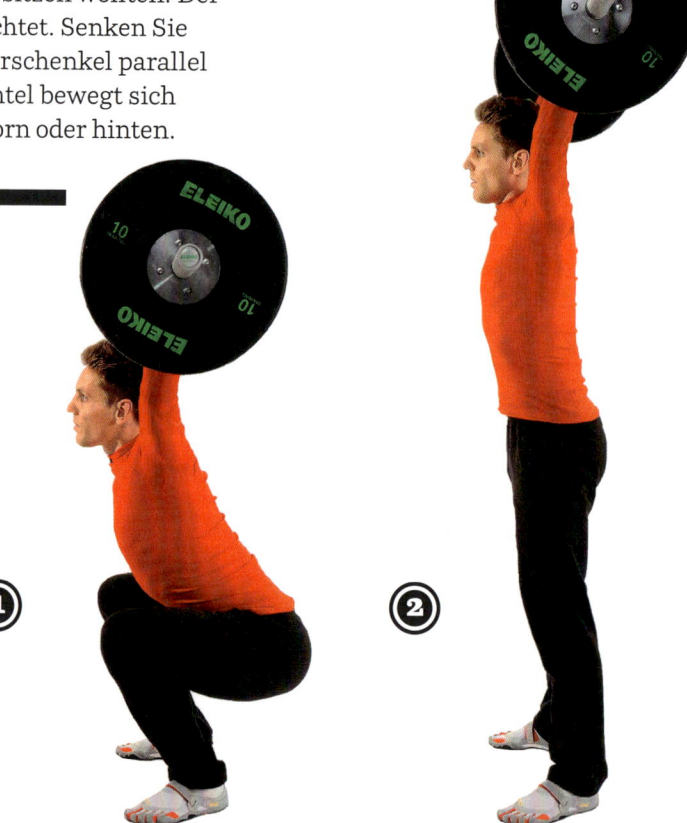

SCH
WACH
STEL
LEN

9. Frosch

Zug- und Druckbewegung in der Diagonalen – wie beim Radsport.

1} Stehen Sie gerade. Die Füße etwas schulterbreit. Die Arme etwa doppelt schulterbreit nach oben strecken. Die Hände sind dabei nach außen rotiert. **2}** Heben Sie jetzt das linke Knie. Gleichzeitig senkt sich der rechte Ellbogen in Richtung Knie. Knie und Ellbogen berühren sich etwa auf Brustbeinhöhe. Der Blick bleibt dabei gerade. **3}** Kehren Sie in die Ausgangsposition zurück und starten Sie mit dem anderen Knie.

● TIPP:

Versuchen Sie das Knie möglichst hoch zu ziehen. Fixieren Sie einen Punkt vor sich, dadurch bleiben Sie im Gleichgewicht.

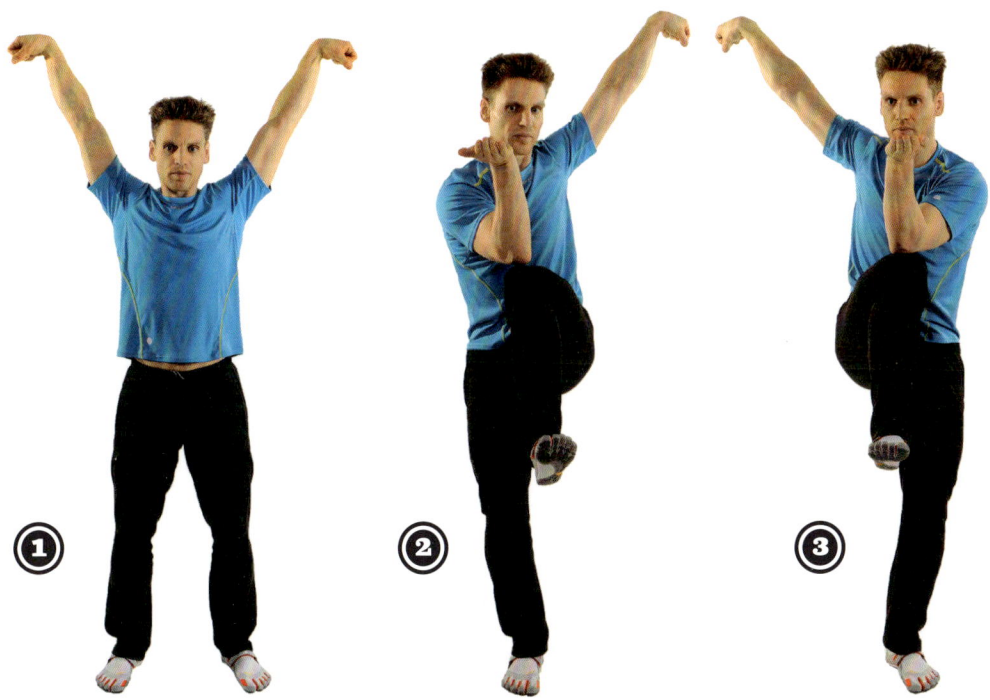

10. Rudern

Zur Steigerung der Balance und der seitengleichen Kraft.

1} Sie stehen aufrecht und halten die Kugel in der linken Hand. Heben Sie nun das linke Bein, und strecken Sie es nach hinten; der Körper folgt der Bewegung und neigt sich in die Waagerechte.
2} Ziehen Sie nun den linken Ellbogen am Rumpf vorbei. Einmal Heben und Senken der Kugel entspricht einer Wiederholung. Beim nächsten Satz wechseln Standbein und Arbeitshand.

● **TIPP:**

Spreizen Sie den freien Arm zur Seite ab, dann bleiben Sie leichter im Gleichgewicht.

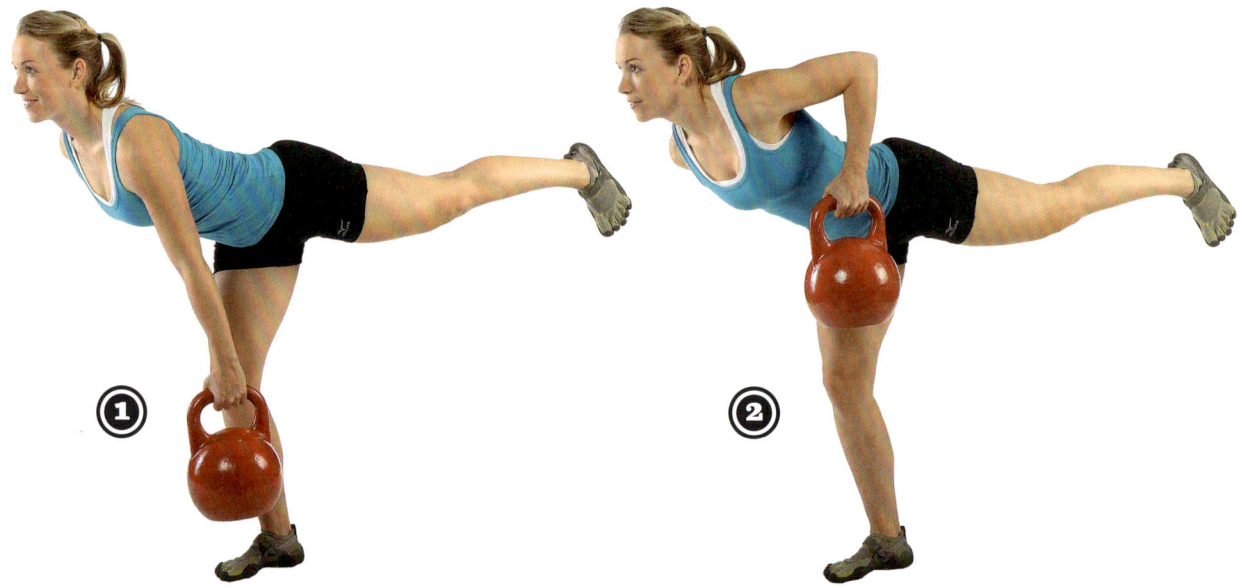

11. Slingshot

Einfach, aber ein Segen für Schultern und Rumpf.

1} Stehen Sie hüftbreit und heben Sie die Kettlebell mit beiden Händen hoch. Bauch und Gesäß anspannen. Brustbein gehoben.

2} Übergeben Sie nun die Kettlebell hinter sich von einer Hand in die andere. Der Körper pendelt dabei leicht vor und zurück. Schultern und Hüften verdrehen sich nicht bei dieser Übung.

● **TIPP:**

Die Hüfte wandert nur vor und zurück. Sie weicht nicht nach links oder rechts aus.

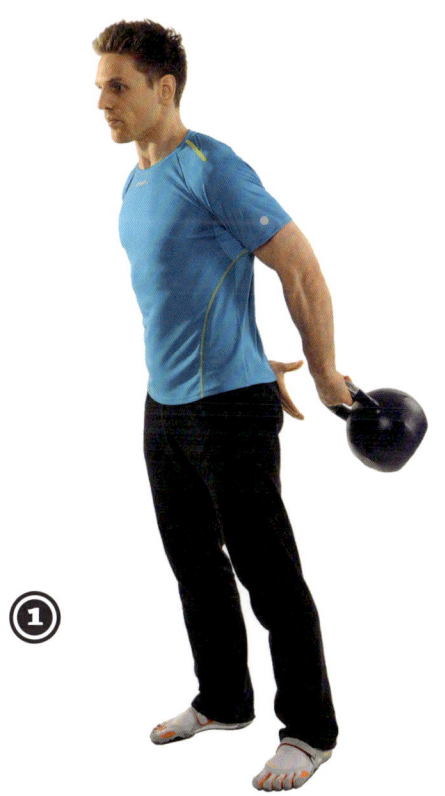

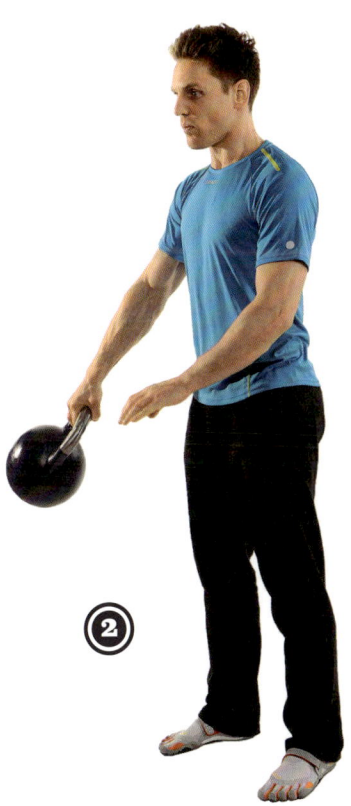

35

12. Kniebeuge auf Jumper

Diese Kniebeuge stärkt die Beinmuskulatur und die Koordination.

1} Stehen Sie etwas mehr als hüftbreit. Das Körpergewicht liegt auf den gesamten Fußsohlen. Die Fußspitzen zeigen in die gleiche Richtung wie die Knie. Der Blick ist geradeaus. **2}** Jetzt die Beine beugen und das Gesäß möglichst weit nach hinten führen. Wenn die Oberschenkel parallel zum Boden sind, wieder hochkommen.

● **TIPP:**
Schauen Sie immer geradeaus. Machen Sie die Übung barfuß oder mit Barfußschuhen, damit Sie eine besser Gleichgewichtskontrolle haben.

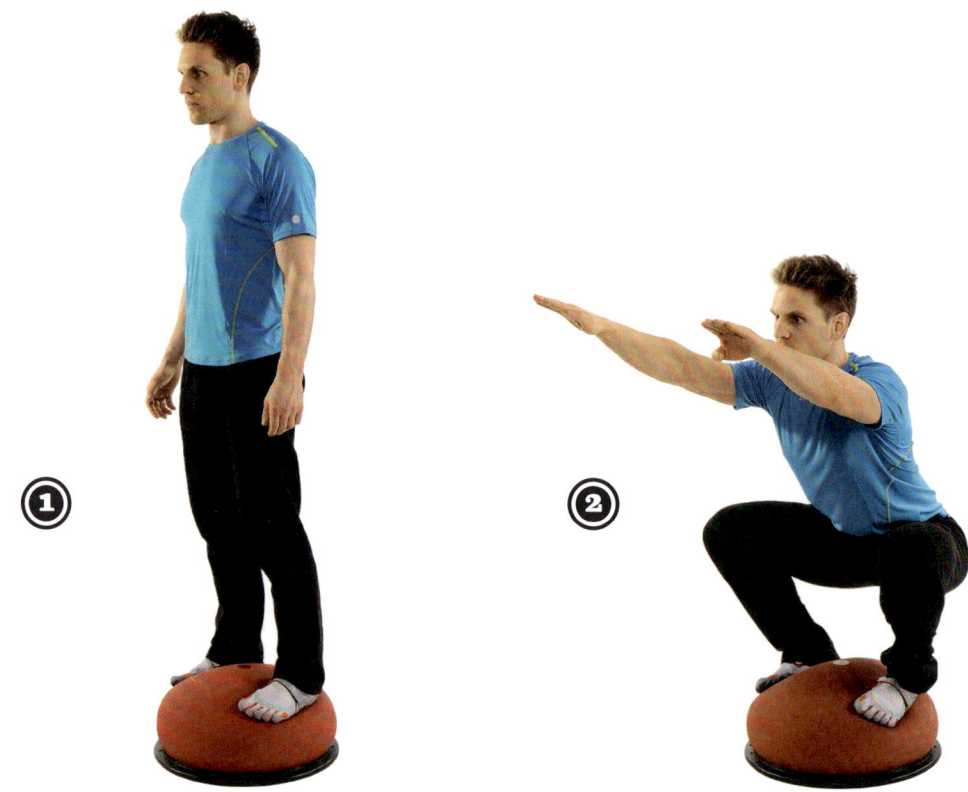

13. Teilkniebeuge auf Jumper

Die Kniebeuge bereinigt Seitenungleich-gewichte und stärkt die Koordination.

1} Stehen Sie mit mindestens zwei Schrittlängen Abstand zum Jumper. Legen Sie den rechten Fuß auf dem Gerät ab. Oberkörper gerade.

2} Senken Sie das Becken so weit ab, bis der linke Oberschenkel parallel zum Untergrund steht. Kehren Sie in die Ausgangslage zurück.

● **TIPP:**

Achten Sie darauf, dass Ihr Knie bei der Beuge nicht über die Zehen wandert. Schauen Sie geradeaus.

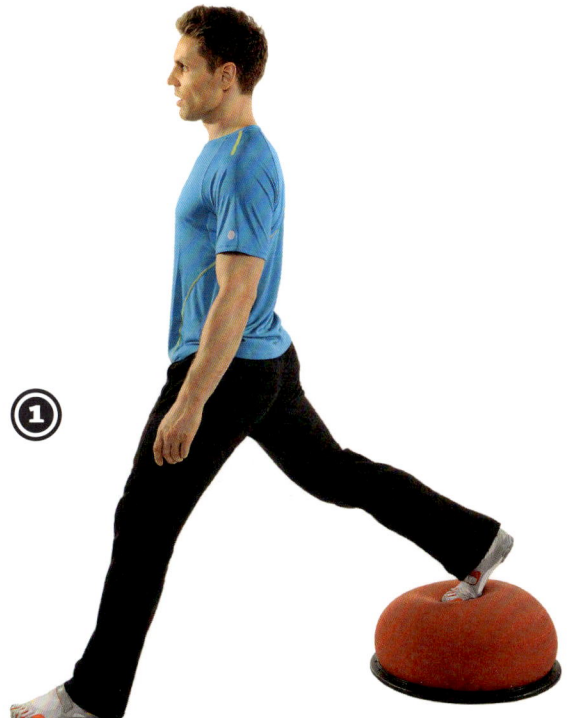

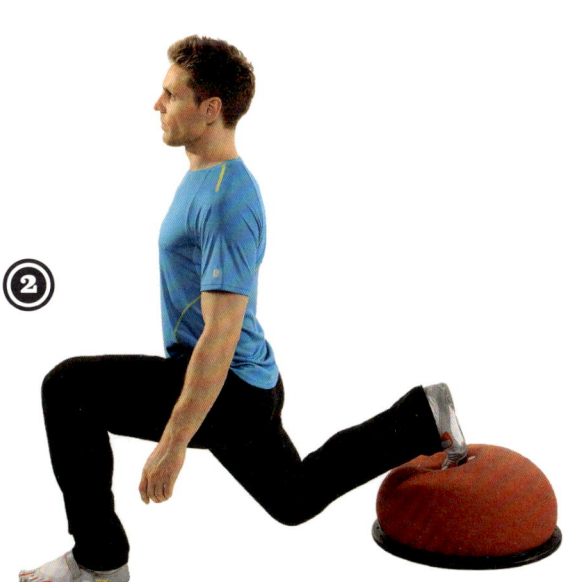

14. Crunch auf Ball

Der Klassiker auf ungewohntem Untergrund.

1} Setzen Sie sich auf den Ball. Die Füße über schulterbreit aufgestellt. Beine im 90-Grad-Winkel gebeugt. Senken Sie jetzt den Oberkörper nach hinten ab. Dabei liegt der komplette Rücken auf dem Ball. **2}** Heben Sie jetzt Ihren Oberkörper an, bis Sie leicht in der Hüfte gebeugt sind – nicht wieder aufrichten. Halten Sie diese Position kurz und senken Sie den Oberkörper wieder ab.

● **TIPP:**

Ihr Kopf sollte beim Crunch in einer Linie mit Ihrem Oberkörper stehen. Sie heben praktisch Ihre Nasenspitze Richtung Decke.

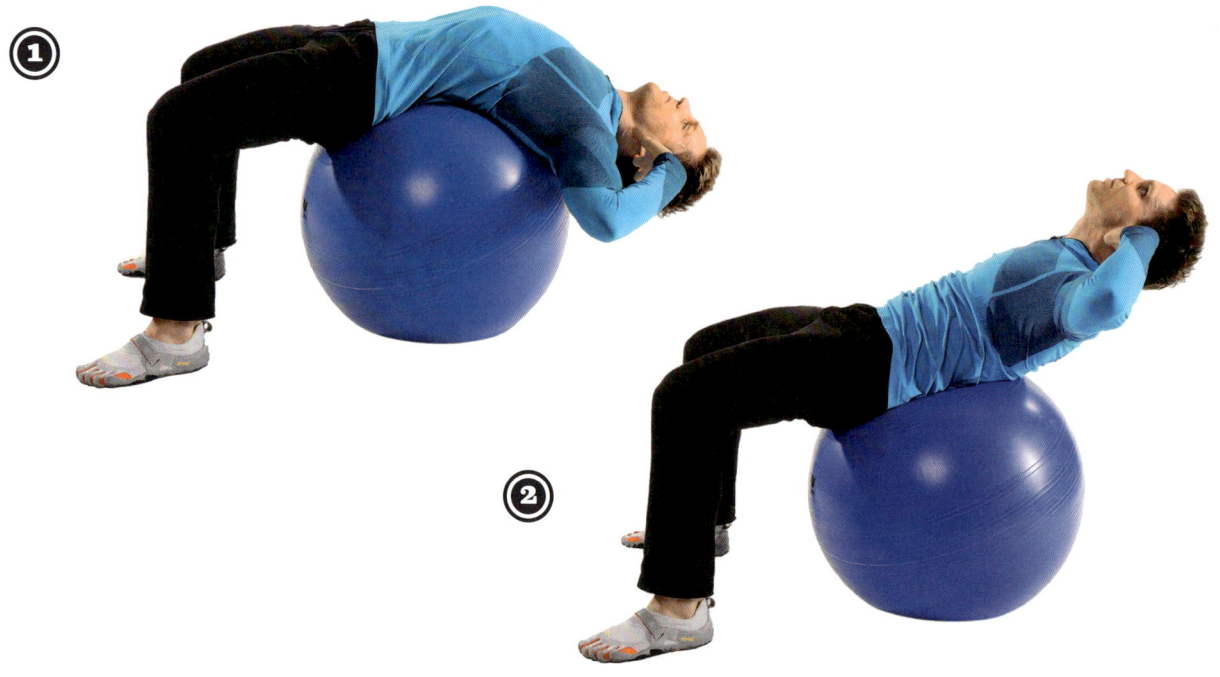

15. Liegestütz auf Jumper

Rumpf, Koordination und Armkraft.

1} Stellen Sie sich auf die Zehen. Die Füße hüftbreit. Die Hände umfassen den Jumper und stehen in einer Linie mit der Schulter. Beine, Gesäß, Rücken und Kopf bilden eine Gerade.
2} Senken Sie den Oberkörper kontrolliert ab. Achten Sie darauf, dass Sie nicht ins Hohlkreuz fallen oder einen Buckel machen. Spannen Sie permanent Gesäß und Bauch an.

● TIPP:
Wer Balance-Probleme hat, kann die Füße breiter aufstellen.

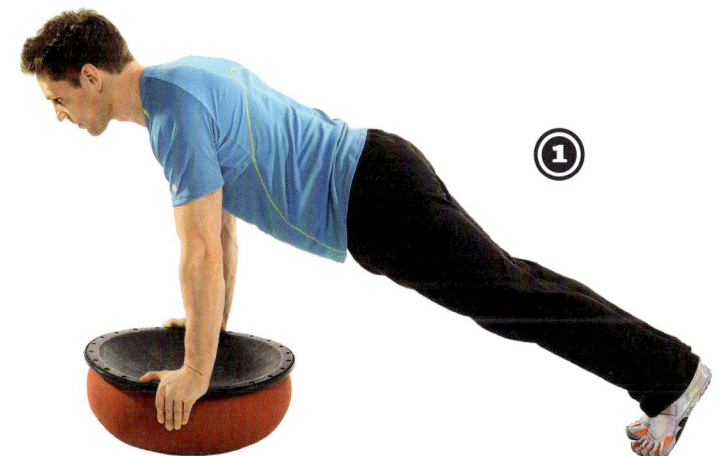

①

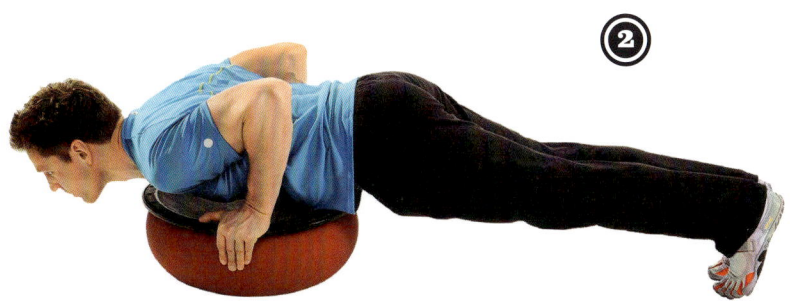

②

16. Hopser auf Jumper

Koordination auf dem einfachsten Weg.

1} Stellen Sie sich hüftbreit auf den Jumper. Beine, Gesäß, Rücken und Kopf bilden eine Gerade. Der Blick ist gerade. **2}** Hopsen Sie jetzt auf dem Jumper. Schauen Sie weiter geradeaus.

● **TIPP:**
Fixieren Sie einen festen Punkt an, damit Sie auf Kurs bleiben.

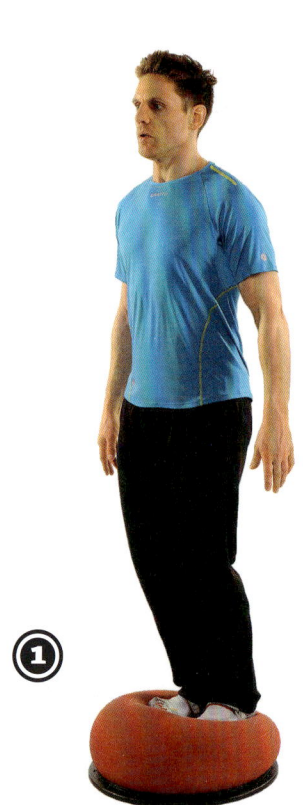

①

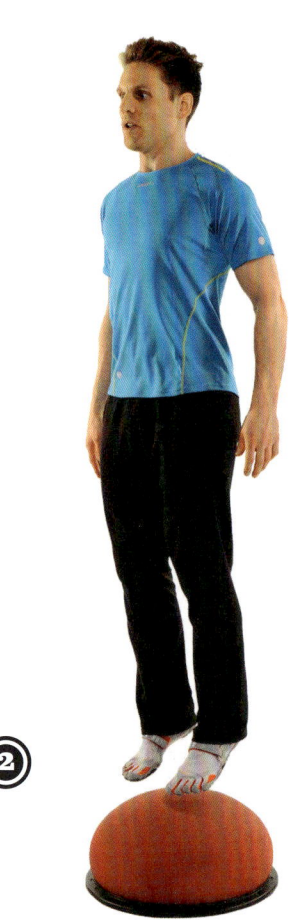

②

17. Delfin

Koordination und Rumpfstabilität für Fortgeschrittene.

1} Stehen Sie auf dem rechten Bein. Der Ball liegt hinter Ihnen, sodass Sie die Mitte des Balles mit den linken Fingerspitzen berühren. Heben Sie den rechten Arm, der in einer Linie mit dem Gesamtkörper steht. **2}** Rollen Sie nun den Ball vorsichtig in Richtung Gesäß. Gleichzeitig senken Sie sich ab. Der rechte Arm sinkt gleichzeitig. Sie berühren den Ball mit Ihrem Gesäß. **3}** Sie stehen mit dem linken Bein auf und heben den linken Arm. Die rechte Hand berührt den Ball mit den Fingerspitzen. Kehren Sie in umgekehrter Reinfolge in die Ausgangsposition zurück.

● TIPP:

Halten Sie die Kontaktzeit auf dem Ball so kurz wie möglich.

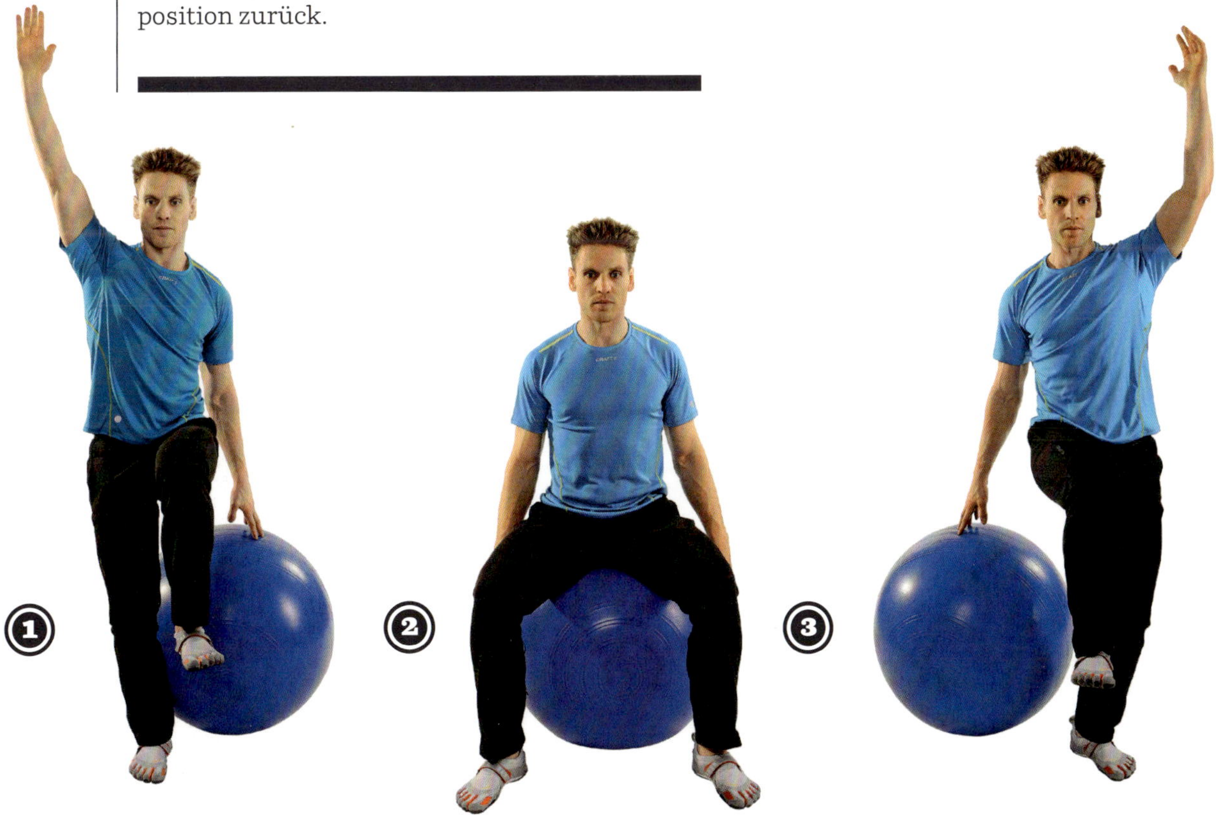

① ② ③

18. Brücke auf Ball

*Rumpfstabilität und Balance –
alles in einem.*

1} Platzieren Sie die Füße auf dem Ball. Ober-
und Unterschenkel stehen etwa im rechten
Winkel. Oberkörper und Kopf ruhen auf dem
Boden. Arme leicht abgespreizt daneben.
2} Heben Sie jetzt die Hüfte an. Dabei hebt sich
ein Teil des Oberkörpers. Spannen Sie aktiv
Bauch und Gesäßmuskulatur an. Halten Sie diese
Position mindestens fünf Sekunden lang.

● **TIPP:**

Achten Sie genau darauf,
dass die Hüfte nicht absinkt.
Immer Rumpf und Gesäß
anspannen.

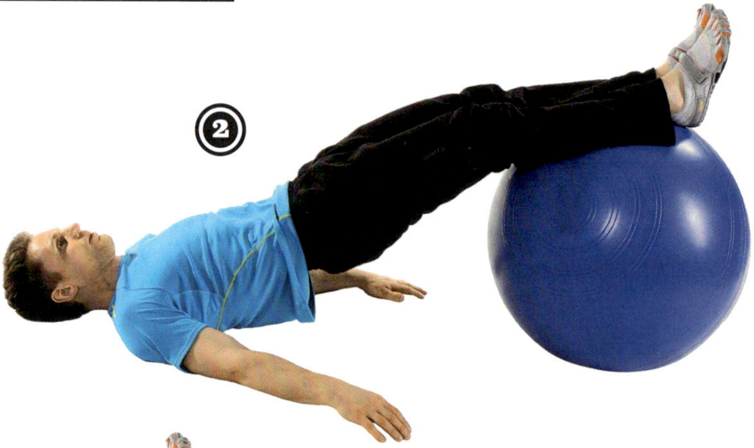

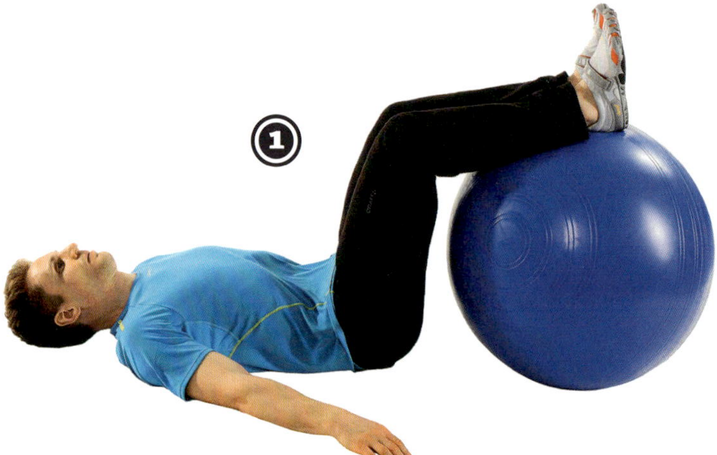

19. Namen schreiben

Extrem anstrengende, aber effektive Rumpfübung.

1} Stehen Sie auf den Knien. Die Zehen angestellt. Ihre Hände ruhen auf dem Ball, der vor Ihnen liegt. **2}** Rollen Sie nun die Hände nach vorn über den Ball. Ihre Unterarme und Ellbogen fixieren den Ball. Kopf, Oberkörper und Gesäß bilden eine Gerade. Rumpf und Gesäß anspannen. Beginnen Sie nun damit, Ihren Namen mit den Ellbogen in den Ball zu schreiben. Sie müssen dabei vor, zurück, links und rechts.

● TIPP:

Diese Übung wird mit dem Abstand des Balls zu Ihnen schwerer. Sie können anfangs auch statisch mit den Ellbogen auf dem Ball ruhen.

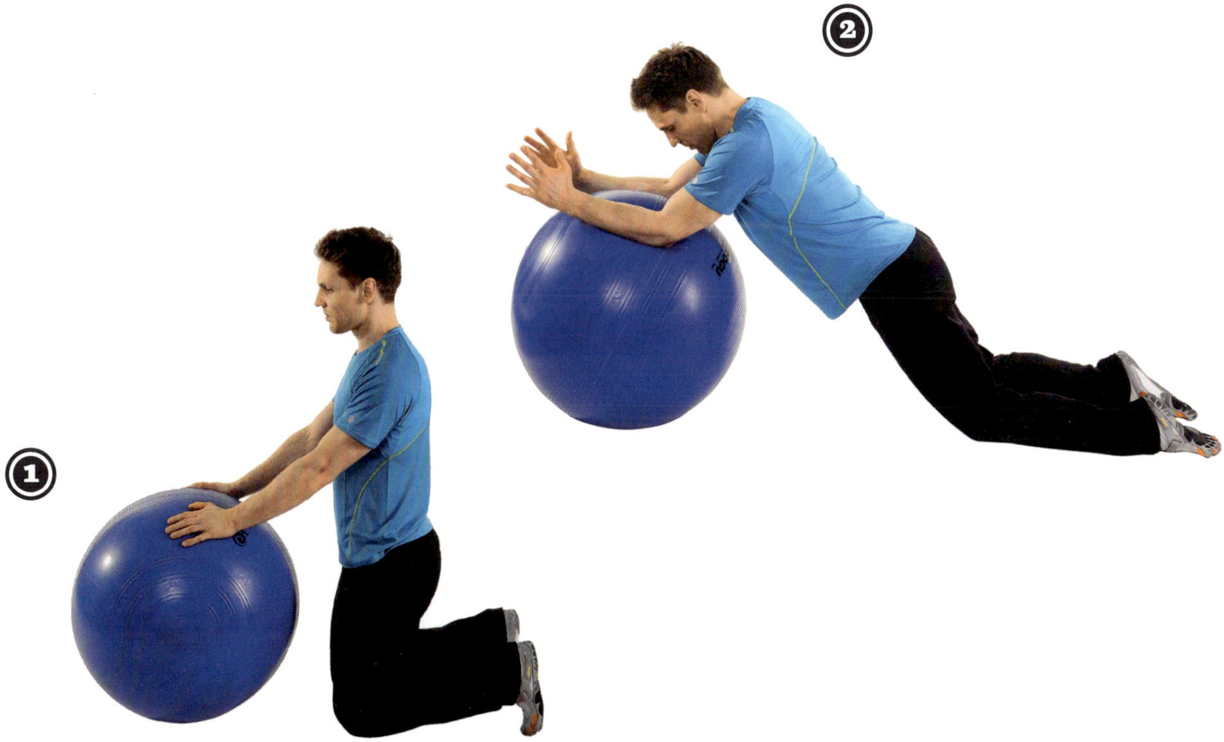

20. Überkopfknie-beuge mit Ball

Beweglichkeit und Koordination im Einklang.

1} Schulterbreit stehen. Die Hände umfassen den Ball, der auf Hüfthöhe gehalten wird. Blick geradeaus. **2}** Gehen Sie in die Beuge. Dabei schieben Sie Ihr Gesäß nach hinten, als ob Sie auf einem Stuhl sitzen wollten. Gleichzeitig heben Sie den Ball soweit es geht über sich. Der Oberkörper bleibt aufgerichtet. Senken Sie das Becken soweit ab, bis der Oberschenkel etwa parallel zum Boden steht.

● **TIPP:**

Wem diese Übung zu schwer ist, der kann auch mit der Überkopfkniebeuge mit Stange beginnen (S. 89).

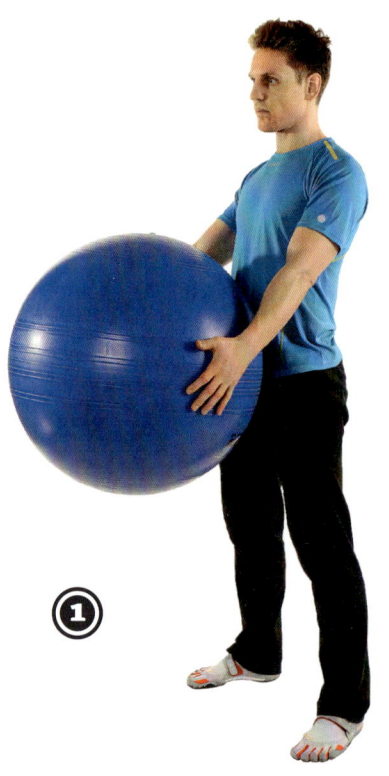

①

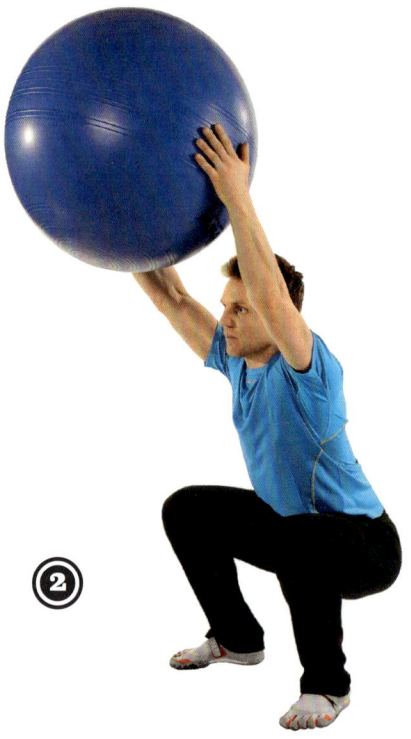

②

ZIRKEL

21. Kniebeuge

Die Kniebeuge stärkt die Beinmuskulatur und das Herzkreislaufsystem.

1} Stehen Sie etwas mehr als schulterbreit. Das Körpergewicht liegt auf den gesamten Fußsohlen. Die Fußspitzen zeigen in die gleiche Richtung wie die Knie. Die Arme gebeugt vor den Oberkörper. **2}** Jetzt die Beine beugen und das Gesäß möglichst weit nach hinten führen. Wenn die Oberschenkel parallel zum Boden sind, wieder hochkommen.

● **TIPP:**
Achten Sie darauf, dass Ihr Knie bei der Beuge nicht über die Zehen wandert. Knie und Zehen sind in einer Flucht.

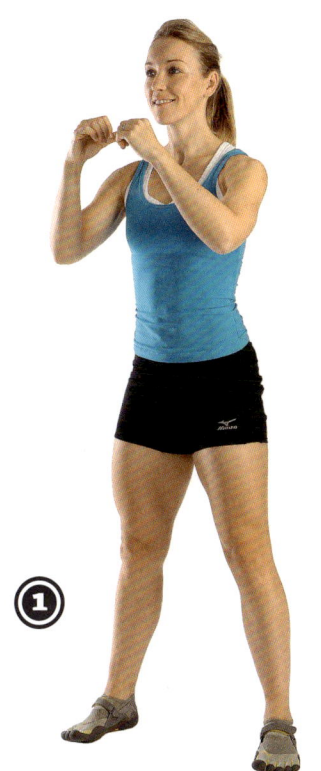

①

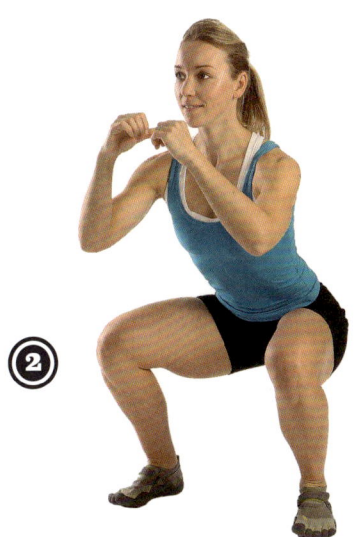

②

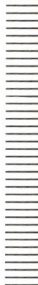

22. Ausfallschritt

Macht Ihre Hüften flexibel und die Oberschenkel stark.

1} Stehen Sie schulterbreit und verschränken Sie die Arme vor der Brust. Machen Sie einen Schritt nach vorn. **2}** Beugen Sie das vordere Bein, bis der Oberschenkel parallel zum Boden ist. Das hintere Knie berührt fast den Boden. Gehen Sie zurück in den Aufrechtstand, und führen Sie die Bewegung mit dem anderen Bein aus.

● TIPP:

Fixieren Sie einen entfernten Punkt – dass hilft Ihnen beim Gleichwichthalten. Das Knie sollte in der Beugeposition nicht über die Zehen hinausragen.

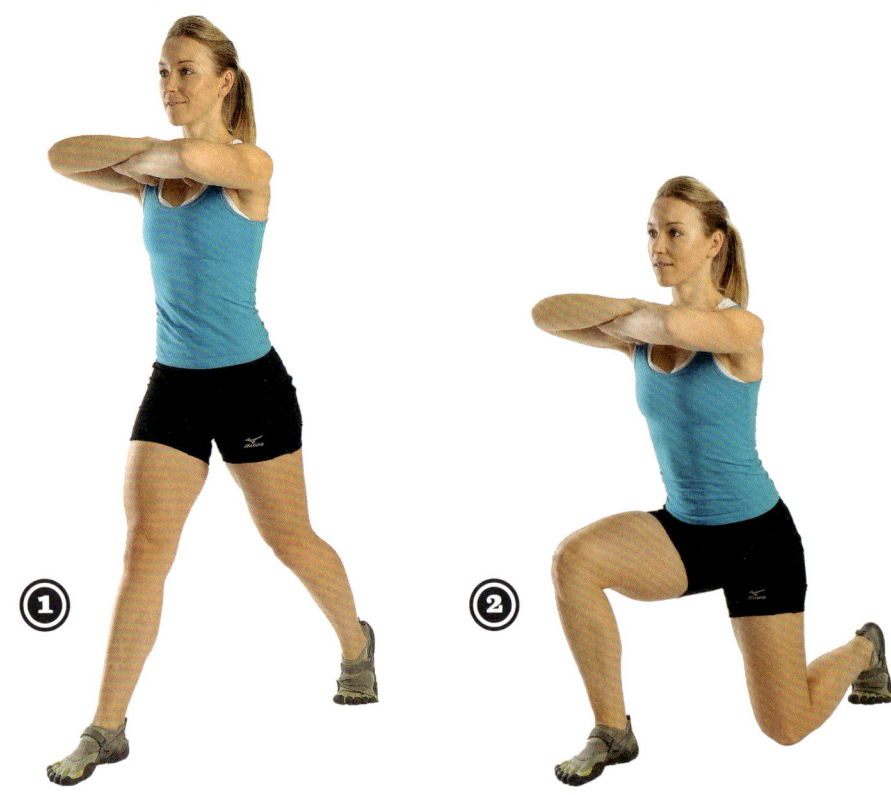

23. Aufsteiger

Gute Übung für seitengleiche Kraft und die Schulung der Balance.

1} Stellen Sie sich mit einer Fußlänge Abstand vor den Kasten. Steigen Sie mit dem linken Bein auf den Kasten, sodass sich der Fuß komplett auf dem Tritt befindet. Ihr linker Oberschenkel ist parallel zum Boden. **2}** Jetzt abdrücken und das linke Bein komplett durchstrecken. Beim Absenken kontrolliert in die Ausgangsposition zurückkehren.

● **TIPP:**

Die Knie sollten in der Beugeposition und beim Aufrichten nicht über die Zehen hinausragen – vor allem nicht, wenn Sie Probleme mit den Knien haben.

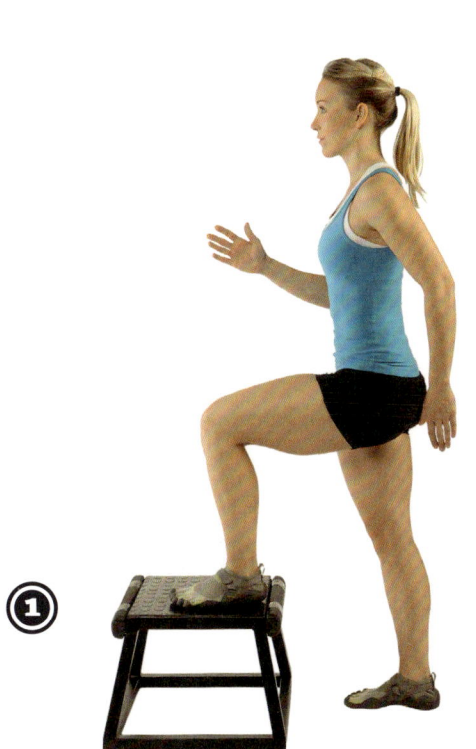

①

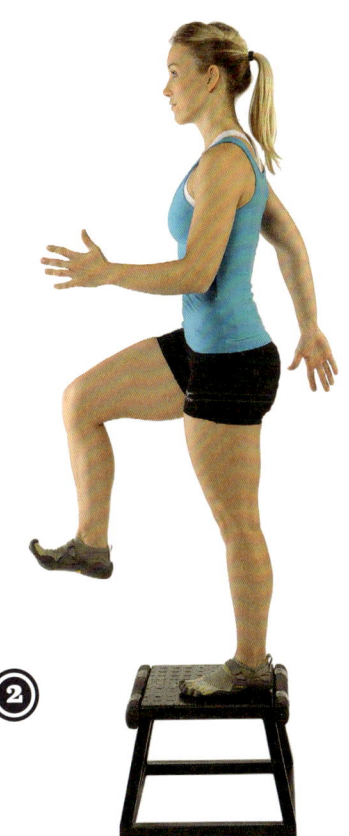

②

24. Sprung-Kniebeuge

Für Schnelligkeit, Ausdauer und eine gute Kondition.

1} Stehen Sie etwas über schulterbreit. Das Körpergewicht liegt auf den gesamten Fußsohlen. Die Fußspitzen zeigen in die gleiche Richtung wie die Knie. Blick geradeaus, Rücken gerade. Arme vor der Brust. **2}** Jetzt schnell Becken absenken, bis die Oberschenkel etwa parallel zum Boden stehen. Danach explosiv hochspringen, Arme nach hinten strecken und mit leicht gebeugten Knien den Sprung abfangen.

● **TIPP:**
Versuchen Sie sich beim Hochspringen in der Luft komplett durchzustrecken.

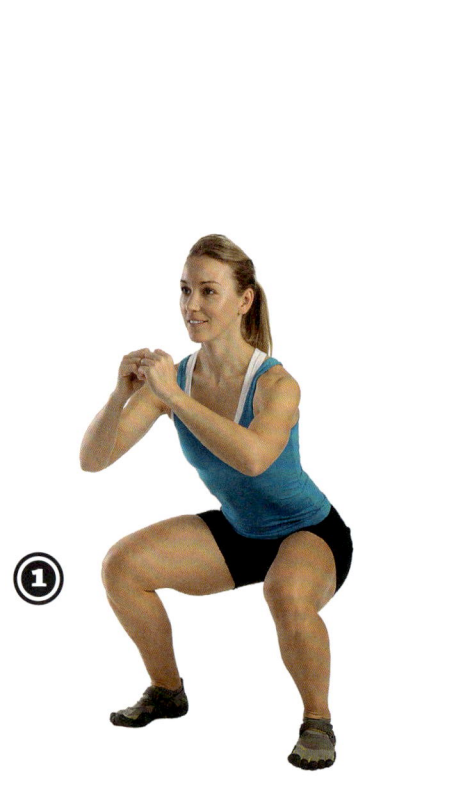

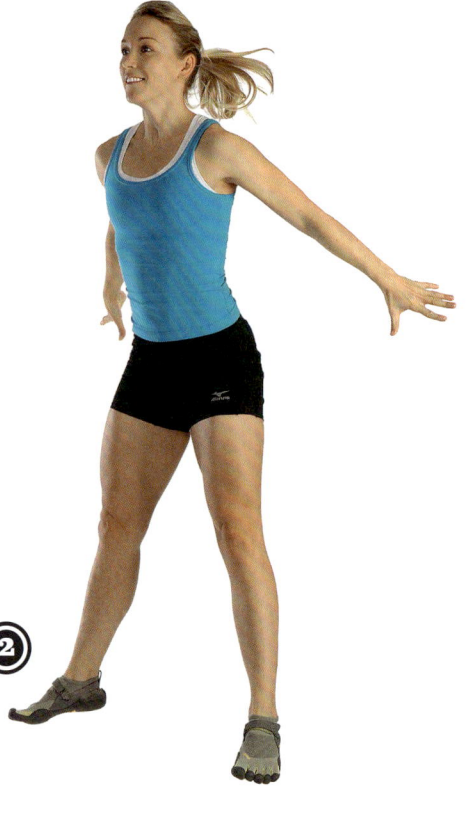

25. Sprung-Ausfallschritt

Hier trifft Balance auf Durch-haltevermögen.

1} Stehen Sie schulterbreit und machen Sie einen Schritt nach vorn. Beugen Sie das vordere Bein, bis der Oberschenkel parallel zum Boden steht. Der Blick geht geradeaus. Hände auf die Hüfte.
2} Drücken Sie sich explosiv mit dem vorderen Bein vom Boden ab, und wechseln Sie in der Luft die Schrittstellung. **3}** Landen Sie so, dass Ihr anderes Bein vorn ist. Danach wieder hochspringen und die Schrittstellung wechseln.

● **TIPP:**
Fangen Sie den Sprung mit gebeugten Beinen ab. Dadurch bekommen Sie mehr Stabilität in diese Übung hinein.

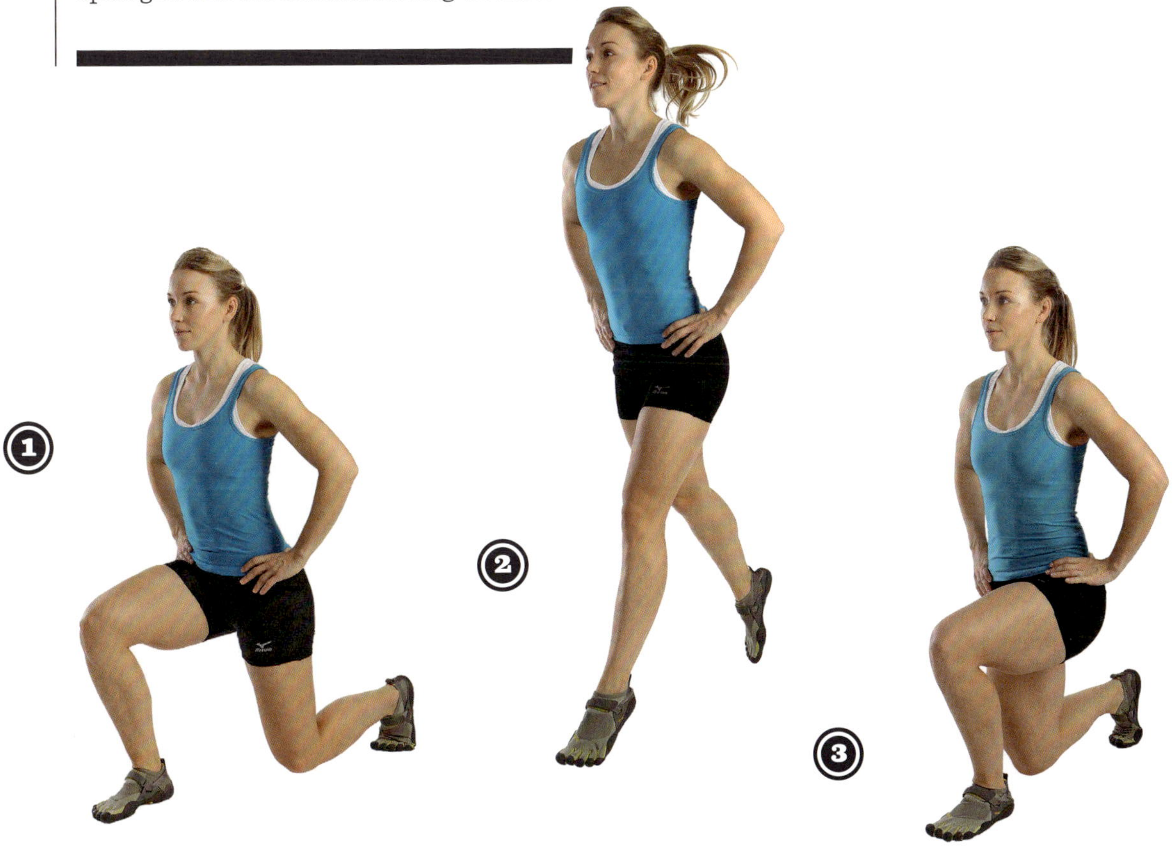

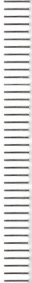

26. Kniebeuge mit Gewicht

Perfekt um Kraft und Mechanik fürs richtige Heben zu lernen.

1} Halten Sie das Gewicht kurz unterhalb der Brust. Die Hände umfassen die Kugelhantel wie ein Lenkrad. Die Oberarme stehen zum Boden, die Füße etwas über schulterbreit auseinander. Die Knie leicht gebeugt und den Rücken gerade halten. **2}** Gehen Sie jetzt in die Knie, bis die Oberschenkel parallel zum Boden stehen. Ihr Oberkörper beugt sich nach vorne. Danach wieder in die Startposition zurückkehren.

● **TIPP:**

Beugen Sie sich nicht zu weit nach vorn. Die Füße bleiben am Boden, die Fersen heben nie ab. Die Zehen bleiben in einer Flucht mit den Knien.

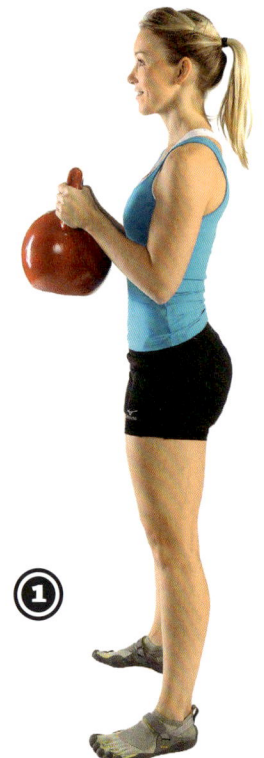

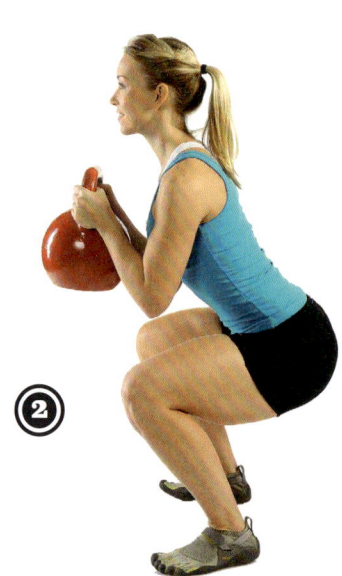

27. Kastensprung

*Der Klassiker für überragende
Schnelligkeit und Koordination.*

1} Stehen Sie etwas mehr als schulterbreit und mit mindestens einer Fußlänge Abstand zum Kasten. Das Körpergewicht liegt auf den gesamten Fußsohlen. Jetzt schnell das Becken absenken, bis Ihr Knie etwa einen rechten Winkel bildet. **2}** Explosiv hochspringen. **3}** Mit gebeugten Knien landen. Anfänger springen beim Runterkommen nach vorn vom Kasten. Fortgeschrittene nach hinten.

● **TIPP:**

Springen Sie mit beiden Füßen ab – man neigt dazu, mit nur einem zu springen. Suchen Sie sich am Anfang einen niedrigen Kasten. Dadurch ist die Gefahr des Hängenbleibens geringer.

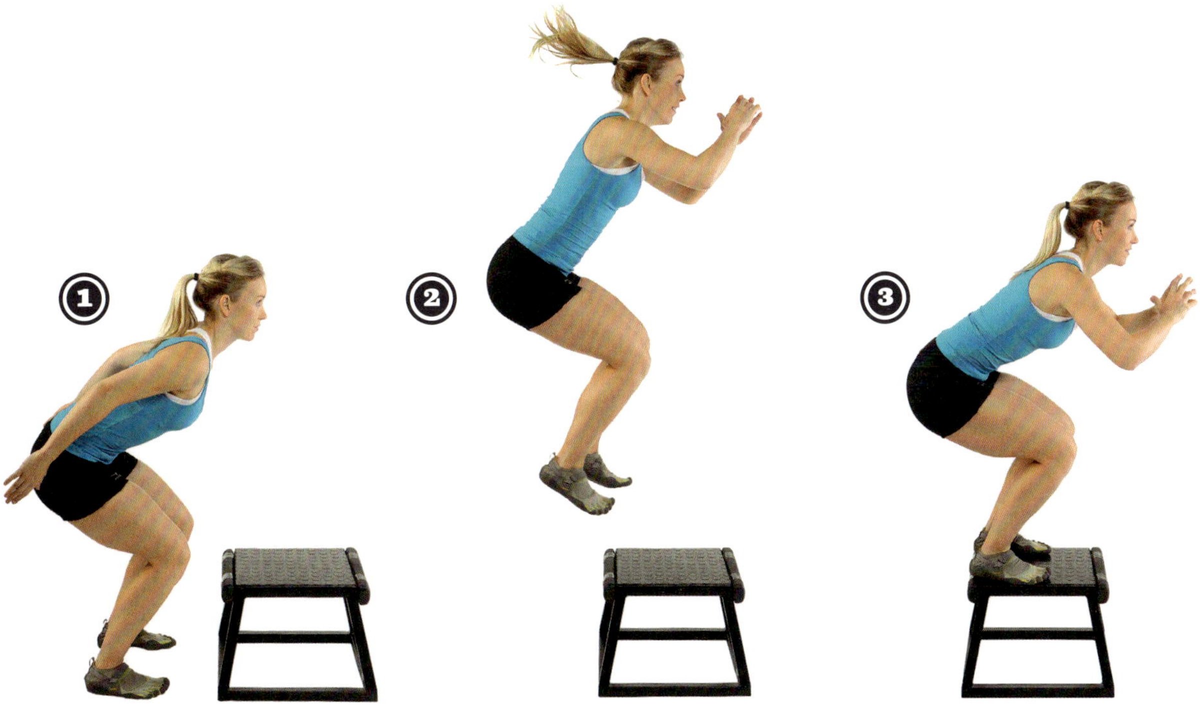

53

28. W-Ausfallschritt

Verbesserung der Hüftstreckung und Brustwirbelsäule – ideal für Bürohengste.

1} Stehen Sie hüftbreit. Den Rumpf aufrichten. Die Arme formen den Buchstaben W. **2}** Ihr linkes Bein macht einen Schritt nach hinten. Sie beugen die Knie bis der rechte Oberschenkel waagerecht und der linke senkrecht steht. Ihr Rumpf bleibt gerade. Kehren Sie in die Ausgangsposition zurück, und nehmen Sie das andere Bein.

● **TIPP:**
Achten Sie darauf, dass Ihre Arme mit dem Oberkörper in einer Flucht bleiben. Das fällt besonders Menschen mit Schreibtischjobs schwer.

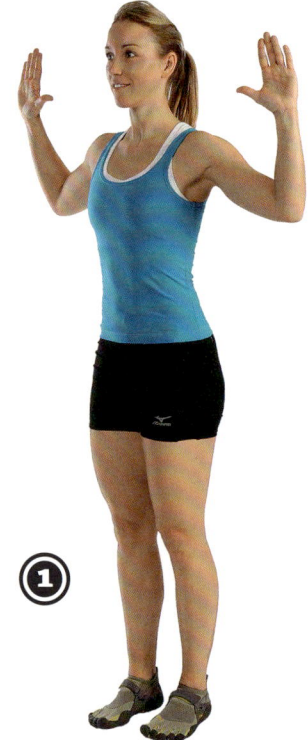

①

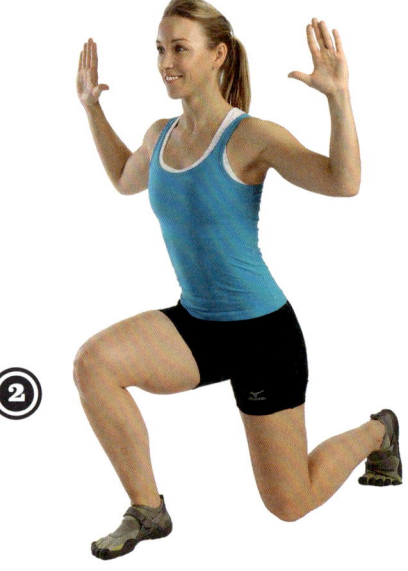

②

29. Eisläufer

Zur Steigerung des Gleichgewichts und der explosiven Beinkraft.

1} Sie stehen schulterbreit. Führen Sie das rechte Bein und den linken Arm nach hinten. Beugen Sie das linke Knie etwa 90 Grad. Neigen Sie den Oberkörper nach vorn, und führen Sie den rechten Arm gebeugt nach vorn. **2}** Drücken Sie sich explosiv mit dem linken Bein nach rechts ab. Nutzen Sie den Schwung, um linken Arm und rechtes Bein gebeugt nach vorn zu bringen. **3}** Landen Sie auf dem rechten Bein.

● **TIPP:**

Gehen Sie tief in die Beuge und senken Sie den Oberkörper – nur so entwickeln Sie genug Kraft für diesen Sprung.

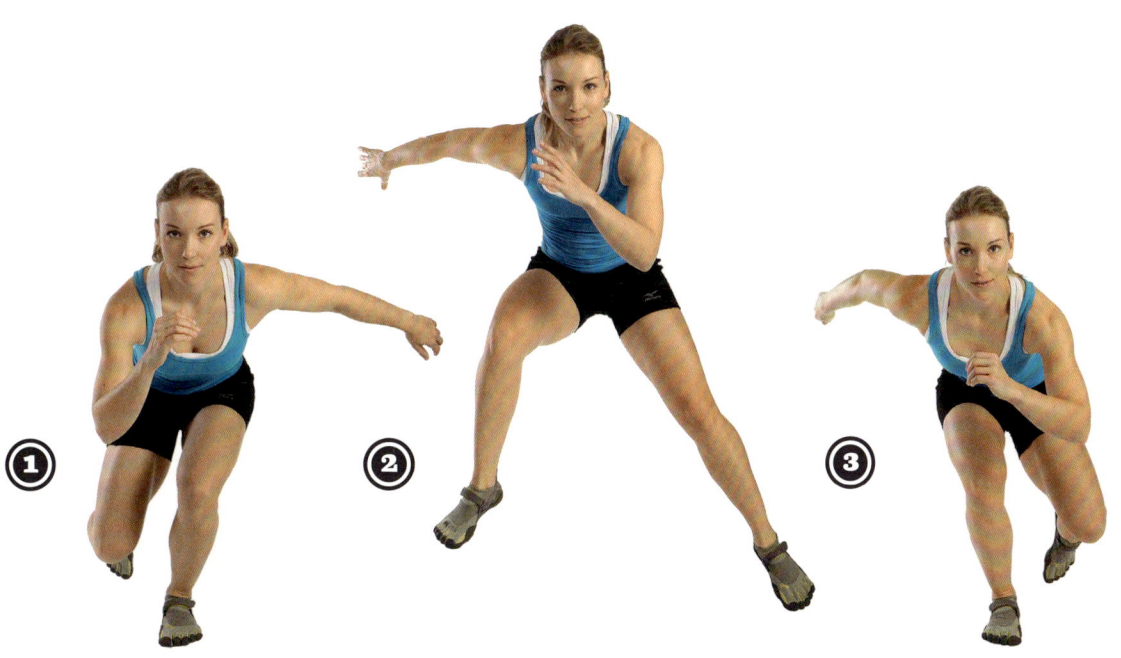

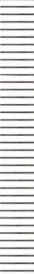

30. Pistols

Die Königin der Beinübungen.

1} Stehen Sie hüftbreit. Heben Sie das rechte Bein sowie beide Arme gestreckt nach vorn.

2} Senken Sie Ihr Becken so weit ab, bis Sie fast den Fersensitz erreichen. Verlagern Sie bei der Bewegung den Oberkörper nach vorn. Wichtig: Die Fußsohle des belasteten Beines hält vollständig den Bodenkontakt.

● **TIPP:**

Tasten Sie sich an diese Übung heran: Stellen Sie einen Stuhl oder Hocker hinter sich, auf den Sie sich beim Absenken setzen können.

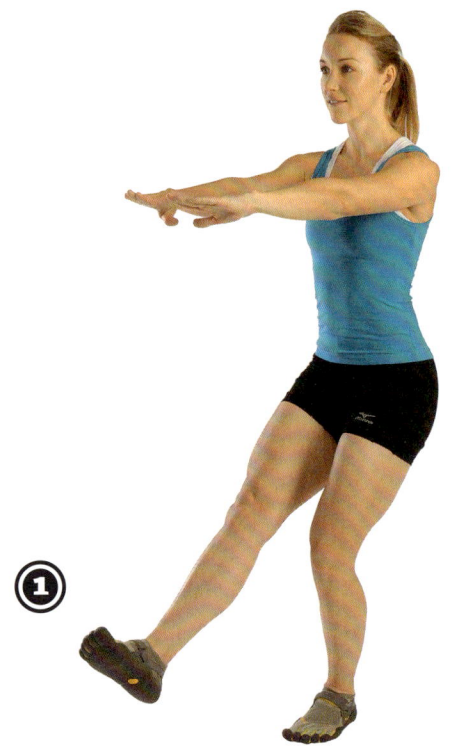

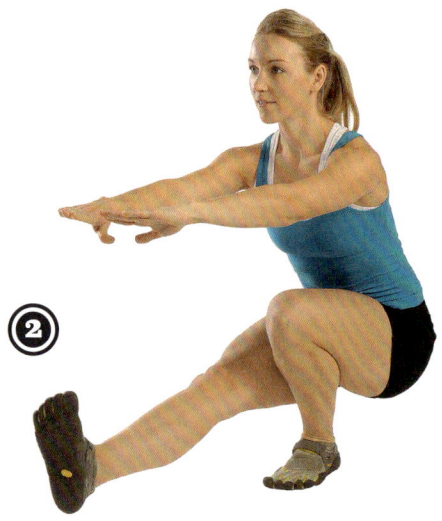

31. Knieheben

Flacher Bauch gesunder Rücken.

1} Greifen Sie die Klimmzugstange im Ristgriff. Hängen Sie mit geradem Rücken. Die Arme
komplett strecken. Der Blick schaut geradeaus.
2} Heben Sie die angewinkelten Beine langsam
in Richtung Oberkörper. In der Waagerechten
einige Sekunden halten, und die Beine danach
langsam wieder senken.

● TIPP:

Um den vollen Nutzen für einen
starken Rücken zu bekommen,
heben Sie die Knie bis zur
Waagerechten und halten Sie
den Rücken gestreckt. Vermeiden Sie ein Hohlkreuz.

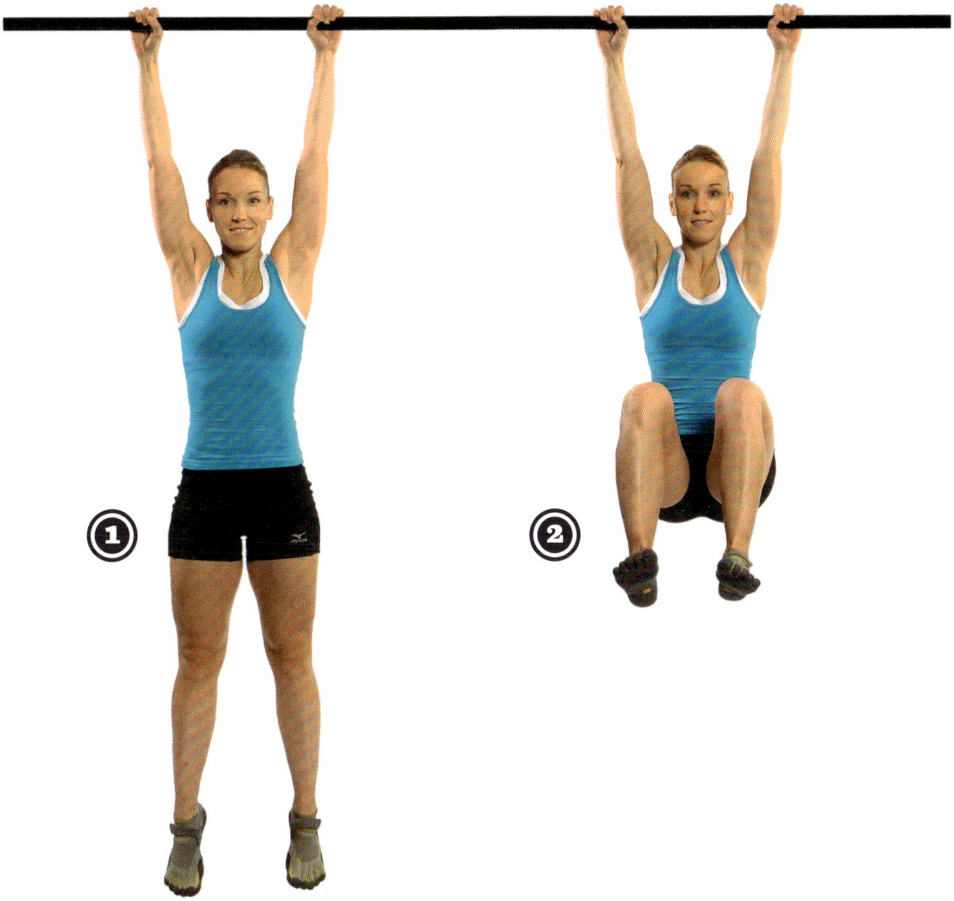

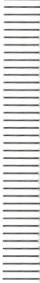

32. Planke

Statisches Muskel-Feuerwerk für den gesamten Rumpf.

1} Nehmen Sie die Liegestützhaltung ein. Anstatt auf Ihren Händen legen Sie das Körpergewicht auf den Unterarmen ab. Ihr Körper bildet von den Schultern bis runter zu den Füßen eine Gerade. Der Kopf bleibt ebenfalls in dieser Linie. Spannen Sie Rumpf und Gesäß an und verharren Sie ein Intervall lang in dieser Position; atmen Sie weiter.

● **TIPP:**

Achten Sie darauf, im Lauf der Übung weder in Richtung Katzenbuckel noch Richtung Hängebauch auszuweichen.

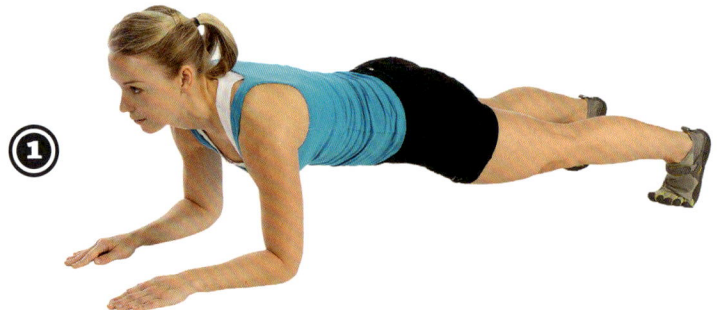

33. Bergsteiger

Hüftbeweglichkeit und Rumpfkraft.

1} Nehmen Sie die Liegstützposition ein. Bauch und Gesäß anspannen. Ihr Blick schaut geradeaus. **2}** Heben Sie jetzt das linke Bein seitlich ab, und ziehen Sie es zum linken Ellbogen. Führen Sie das Bein wieder zurück, und wiederholen Sie die Bewegung mit dem anderen Bein.

● **TIPP:**
Diese Übung verbessert auch die Hüftbeweglichkeit. Versuchen Sie das angewinkelte Bein so weit wie möglich vom Boden zu heben.

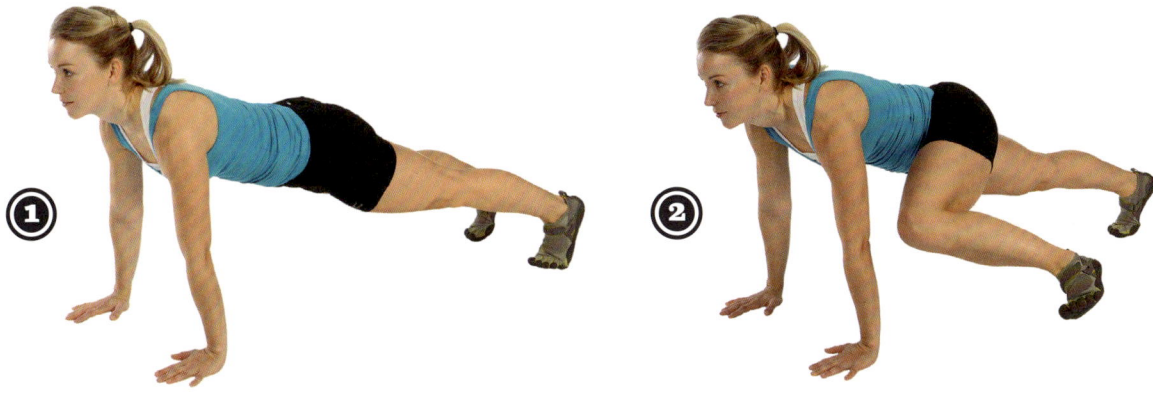

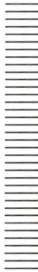

34. Seitwurf

Koordination, Explosivität und seitliche Bauchmuskeln im Dauerbetrieb.

1} Stehen Sie etwas über schulterbreit neben einer Wand. Halten Sie den Ball auf Hüfthöhe. Drehen Sie sich 90 Grad von der Wand weg. Die Füße folgen der Bewegung. **2}** Schnellen Sie in Richtung Wand zurück. Den Ball werfen Sie dabei gegen die Wand. Fangen Sie den Ball wieder.

● **TIPP:**

Ihre Hüfte muss der Bewegung folgen. Die Lendenwirbel nicht verdrehen.

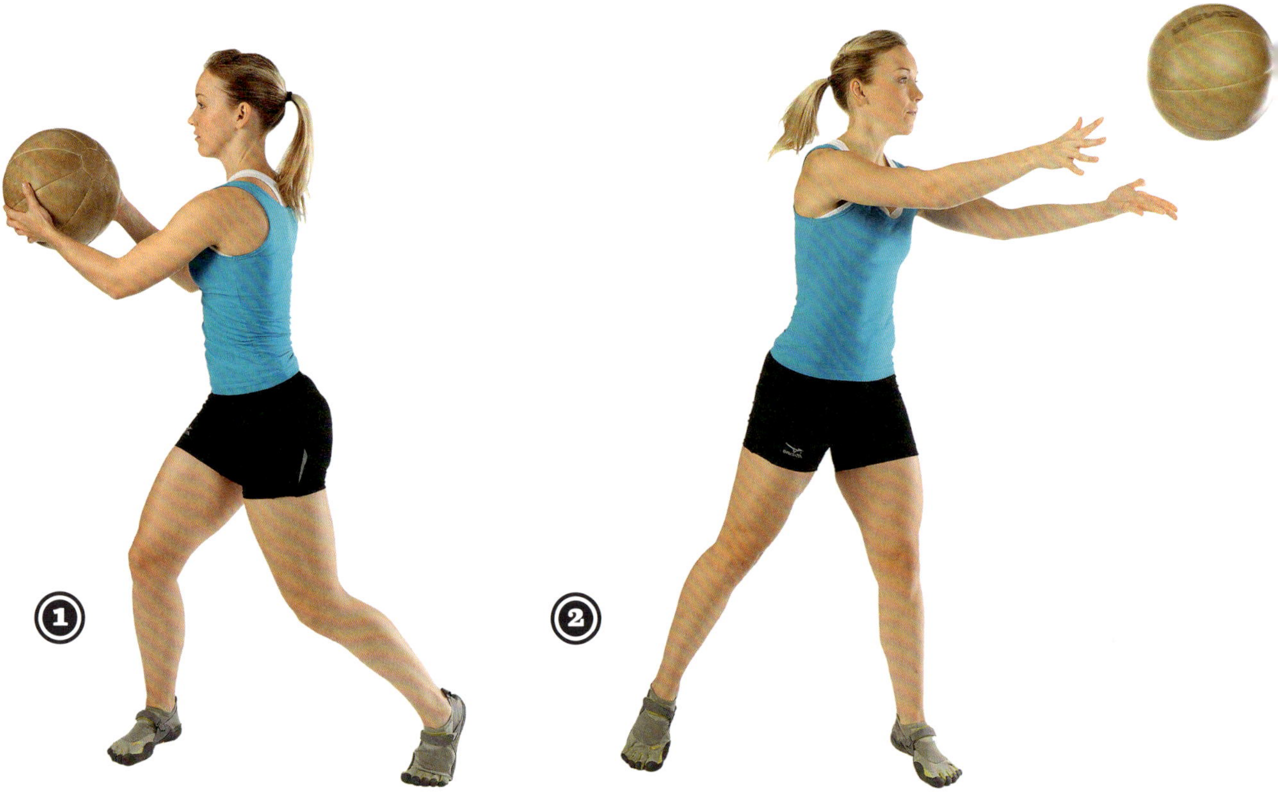

① ②

35. Beine heben

*Hier bekommen Sie Schwerstarbeit
für die unteren Bauchmuskeln.*

1} Liegen Sie rücklings auf dem Boden. Die
Beine strecken und senkrecht zum Boden
anheben. Die Arme etwa 45 Grad vom Körper
abgelegt. **2}** Senken Sie die Beine langsam
ab, bis sie fast den Boden berühren, und kehren
Sie danach in die Ausgangsposition zurück.

● **TIPP:**
Der Rücken sollte die ganze
Zeit am Boden bleiben –
gehen Sie nicht ins Hohlkreuz.

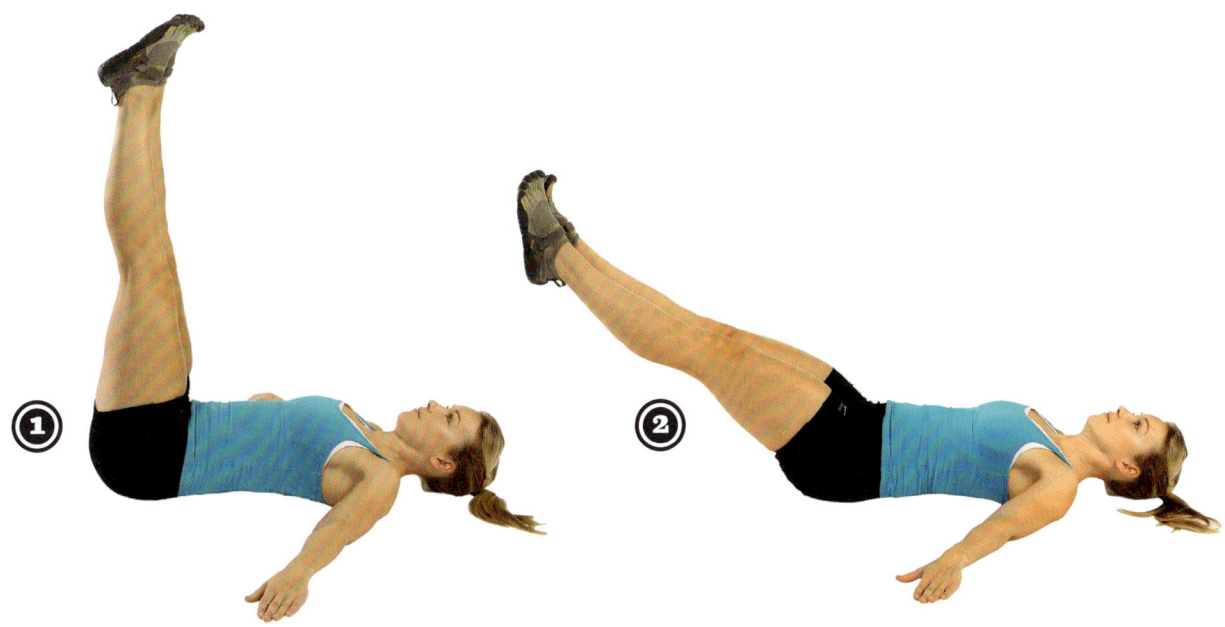

36. Beinheben mit Ball

Es geht auch schwerer: die Steigerung des normalen Beinhebens.

1} Liegen Sie rücklings auf dem Boden. Zwischen die ausgestreckten Beine klemmen Sie einen Medizinball. Heben Sie die Beine an, bis sie senkrecht sind. Pressen Sie permanent den Ball mit den Füßen zusammen. **2}** Senken Sie die Beine langsam wieder ab, bis der Ball fast den Boden berührt – danach wieder hoch.

● **TIPP:**

Machen Sie kein Hohlkreuz, wenn Ihre Beine nach unten sinken. Nehmen Sie einen weichen Medizinball.

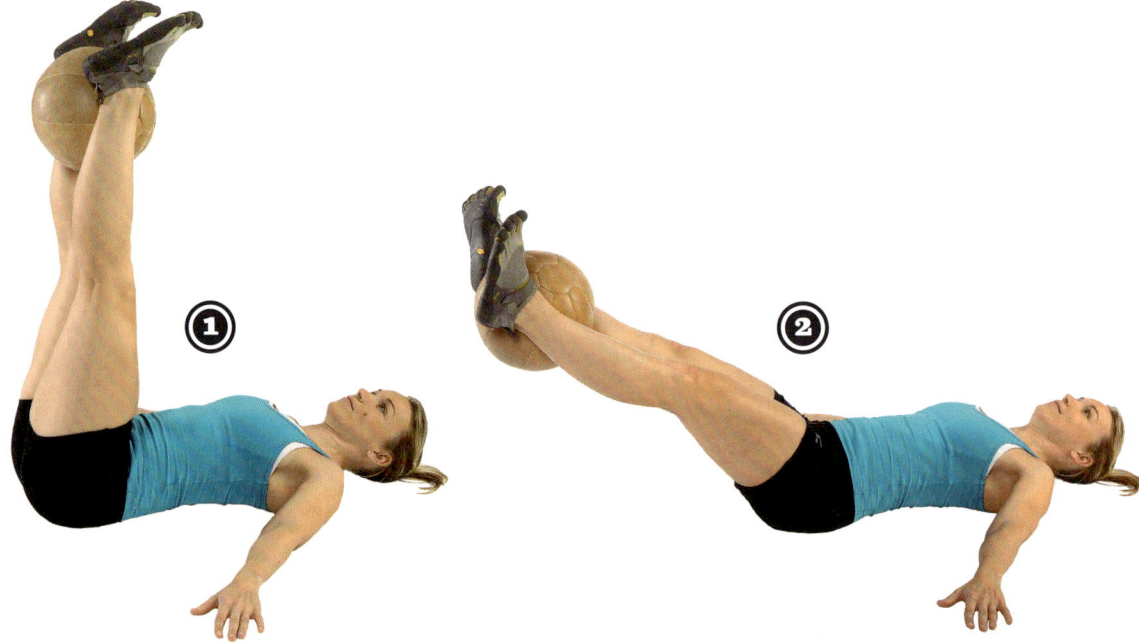

37. Windmühle

Härter können Sie die seitlichen Bauchmuskeln kaum belasten.

1} Stehen Sie schulterbreit, die Kugel am linken Arm gestreckt über Kopf halten. Beide Füße nach rechts drehen und parallel aufstellen. Das Gewicht lastet hauptsächlich auf dem linken Bein, das rechte ist leicht gebeugt. Rumpfmuskulatur und Beckenboden anspannen. **2}** Ihr Rumpf folgt der rechten Hand Richtung rechtem Fuß. Der Po schiebt in die Richtung, in die die Fersen weisen. Mit der Ausatmung kehren Sie in die Ausgangsstellung zurück.

● **TIPP:**
Besonders Einsteiger sollten den Blick auf die Kugel richten.

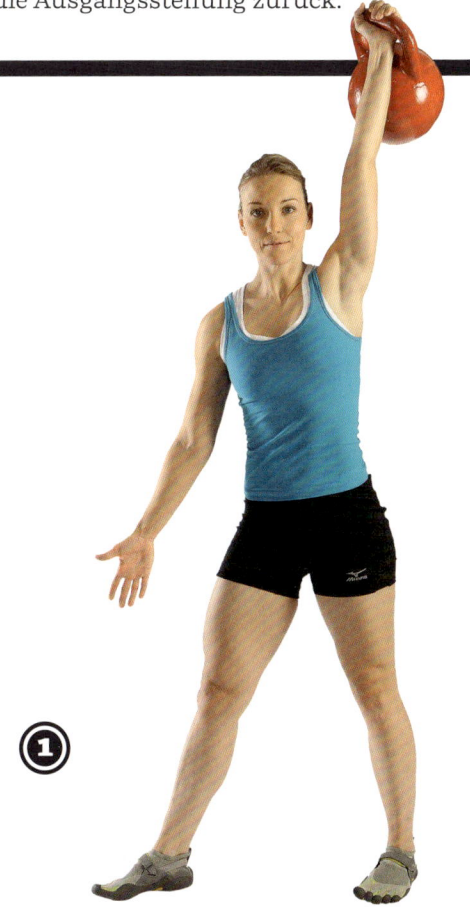

①

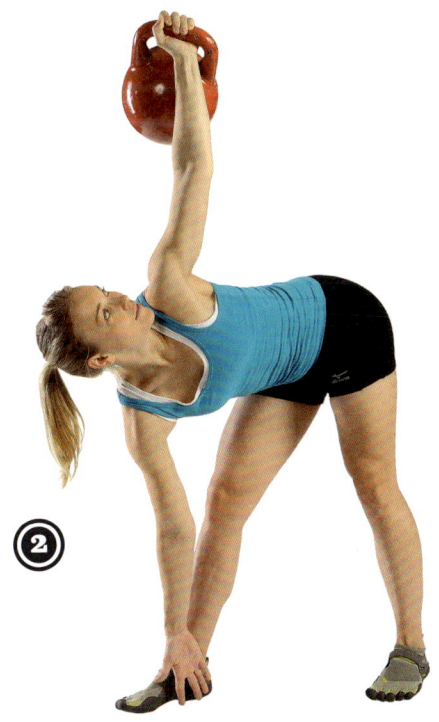

②

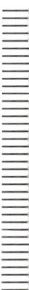

38. Twist

Perfekt für Kraft und Koordination der seitlichen Bauchmuskeln.

1} Sitzen Sie auf dem Boden. Die Füße angehoben, sodass Ober- und Unterschenkel einen 45-Grad-Winkel ergeben.   **2}** Falten Sie Ihre Hände und bewegen Sie sie zur linken Seite. Ihr Oberkörper dreht sich in die gleiche Richtung. Tippen Sie mit der gefalteten Hand leicht auf den Boden, und wechseln Sie die Seite.   **3}** Drehen Sie nach rechts.

● TIPP:

Halten Sie die Beine zusammen und achten Sie darauf, dass Sie die Füße auf einer Höhe halten.

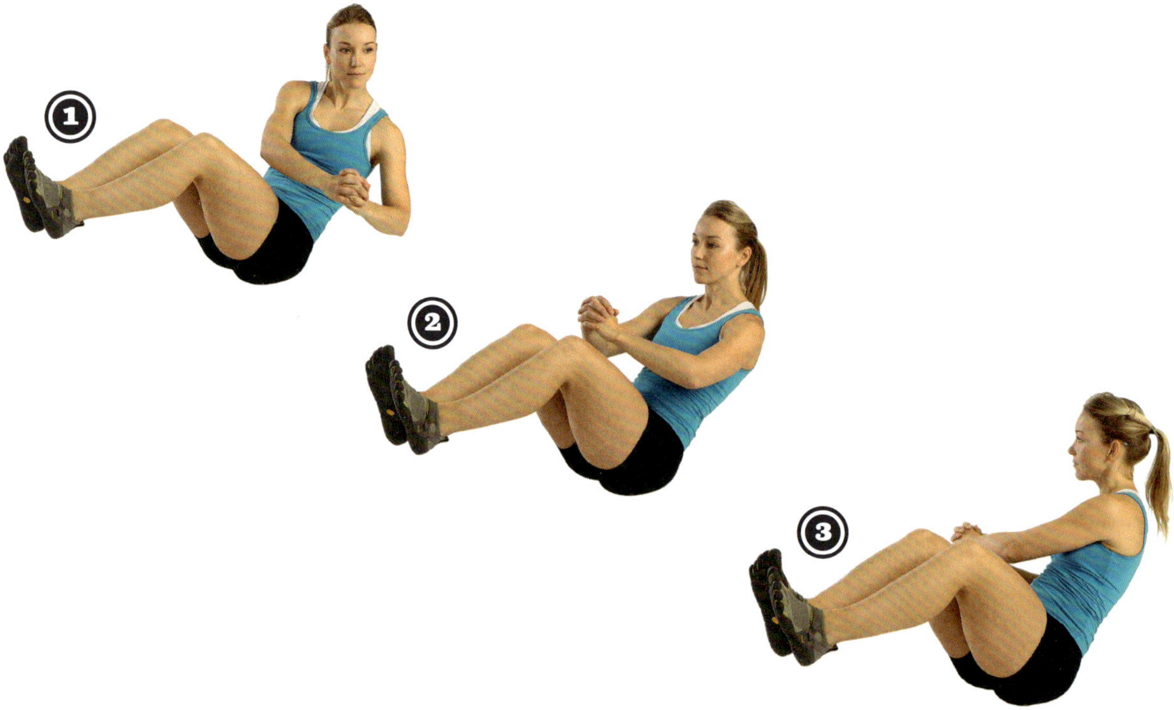

39. Twist mit Kettlebell

Wenn der Twist ohne Gewicht zu leicht wird – hier sind Sie richtig.

1} Sitzen Sie auf dem Boden. Die Füße angehoben, sodass Ober- und Unterschenkel einen 45-Grad-Winkel ergeben. Nehmen Sie das Kugelgewicht vor den Bauch, und bewegen Sie es zur linken Seite. Ihr Oberkörper dreht sich in die gleiche Richtung. Tippen Sie mit dem Gewicht leicht auf den Boden. **2}** Wechseln Sie die Seite. Drehen Sie nach rechts.

● **TIPP:**
Es ist nicht erforderlich, sich bis an sein Bewegungsende zu verdrehen.

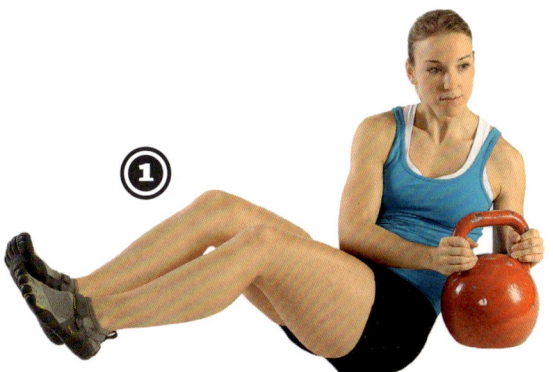

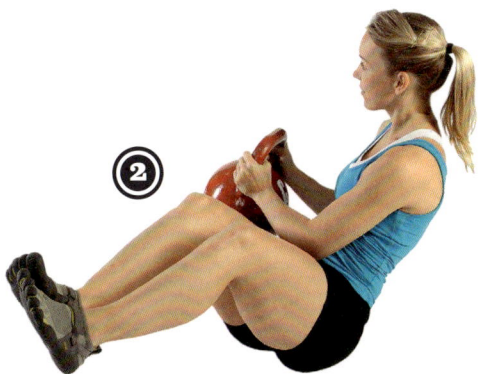

40. Liegestütz

Der Klassiker für Arm- und Brustmuskulatur. Stärkt auch die Bauchmuskeln.

1} Stellen Sie sich auf die Zehen. Die Füße schulterbreit. Die Hände etwas über schulterbreit aufstellen und in einer Linie mit der Schulter positionieren. Beine, Gesäß, Rücken und Kopf bilden eine Gerade. **2}** Senken Sie den Oberkörper kontrolliert ab. Achten Sie darauf, dass Sie nicht ins Hohlkreuz fallen oder einen Buckel machen. Spannen Sie permanent Gesäß und Bauch an.

● **TIPP:**

Als Variation können die Hände mehr als schulterbreit gestellt werden. Zweite Möglichkeit: Die Hände so eng stellen, dass sich die Daumen berühren.

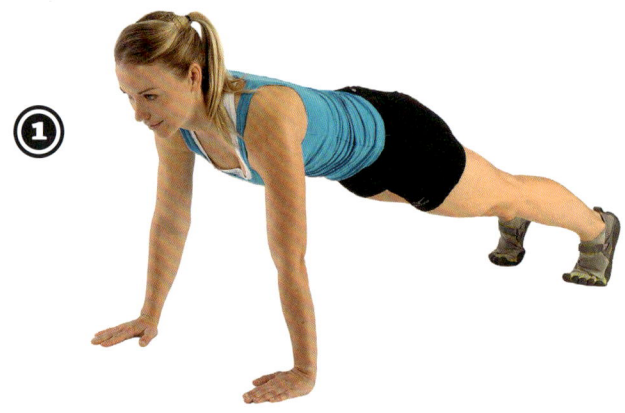

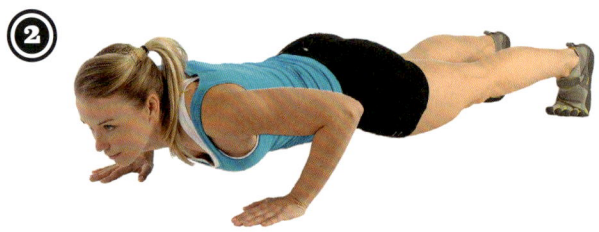

41. Clean & Press

Mit dieser Übung ersetzen Sie ein komplettes Fitnessstudio.

1} Die Kugel wird am gestreckten Arm mittels Hüftschwung beschleunigt. **2}** Ist die Kugel auf Höhe der Hüfte, erfolgt ein kurzer Zug mit dem Ellbogen. **3}** Die Hand taucht durch den Griff und führt die Kugel in die Ellbogenbeuge. **4}** Aus dieser Position die Kugel hochdrücken. Der Rückweg geschieht in umgekehrter Reihenfolge. Die Kugel nur schwingen, nicht ablegen.

● **TIPP:**

Beim Hüftschwung muss das Gewicht auf Fersen und Außenkanten der Füße lasten, nicht auf dem Vorfuß. Bei der Bewegung muss die Spannung des Rumpfes beibehalten werden.

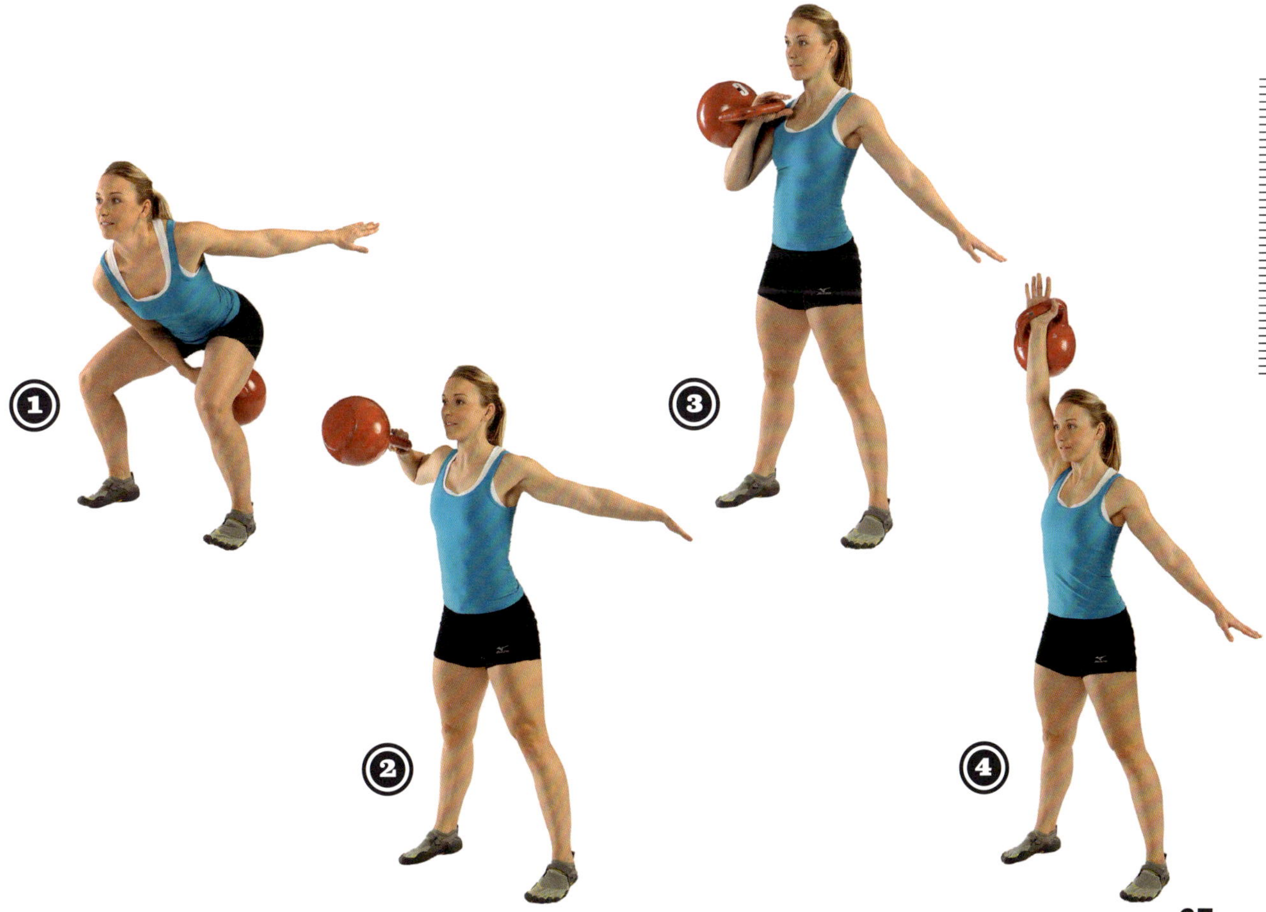

①

②

③

④

42. Taucher

Der Liegestütz für Fortgeschrittene.

1} Setzen Sie Hände und Füße schulterbreit auf den Boden. Beides voll gestreckt. Heben Sie das Gesäß an. Der Winkel zwischen Bauch und Oberschenkel sollte 90 Grad betragen.
2} Senken Sie den Oberkörper nach vorn, bis die Ellbogen etwas unter 90 Grad gebeugt sind.
3} Schieben Sie den Oberkörper unter eine gedachte Linie, die die Ellbogen verbindet, hindurch. **4}** Strecken Sie die Arme durch, bis der Oberkörper aufgerichtet ist. Danach die Bewegung in entgegengesetzter Richtung ausführen um in die Ausgangsposition zu gelangen.

● **TIPP:**

Wem der umgekehrte Weg in die Ausgangsposition zu schwer ist, der kann das Becken anheben bis Rumpf und Oberschenkel einen rechten Winkel bilden. Die Arme bleiben dabei gestreckt.

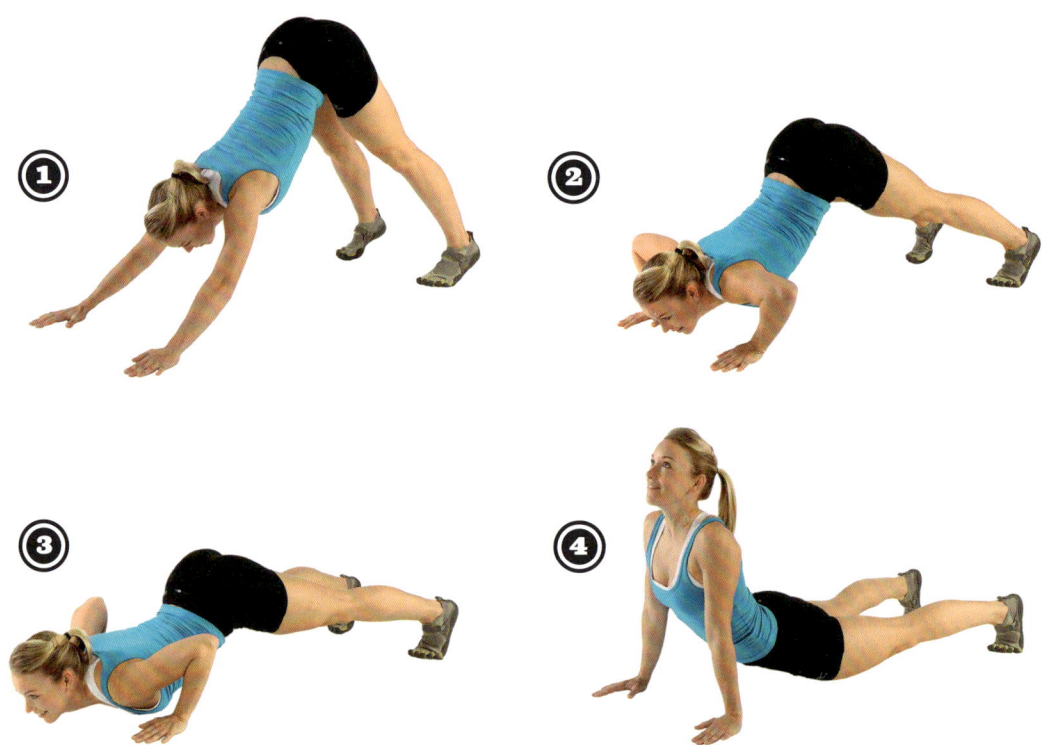

43. Überzug Kettlebell

Tolle Übung, die neben der Brustmuskulatur auch die Bauchmuskeln stärkt.

1} Sie liegen auf dem Rücken, die Beine sind dabei angestellt. Sie halten die Kugel an den Hörnern des Griffs – an gestreckten Armen und im rechten Winkel zur Körperlängsachse.
2} Nun senken Sie die Arme neben Ihren Kopf, bis die Kugel den Boden berührt, und atmen dabei ein. Bringen Sie die Arme danach zurück in die Ausgangsstellung, und atmen Sie dabei aus.

● **TIPP:**
Drücken Sie die Lendenwirbelsäule mittels Ihrer Bauchmuskeln auf die Unterlage. Bei der gesamten Bewegung darf kein Hohlkreuz entstehen.

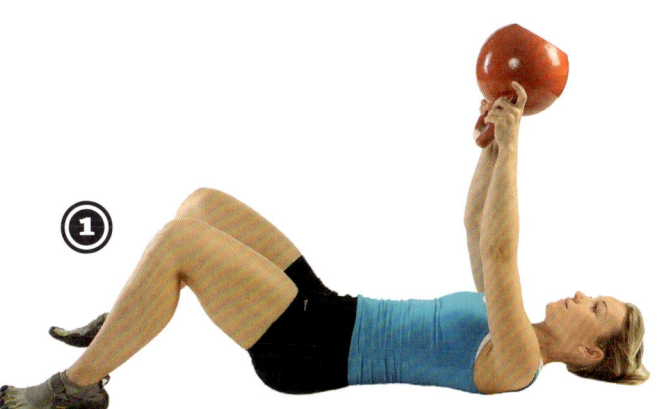

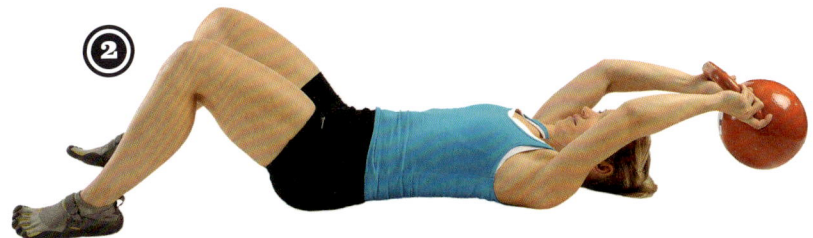

44. Schulterpresse

*Die Übung für kräftige und ge-
sunde Schulter, die auch den Rumpf
stabilisiert.*

1} Füße schulterbreit. Das Gewicht ruht in der
Ellenbeuge. Die Hand steht auf Höhe der Schulter.
2} Drücken Sie das Gewicht nahe am Ohr nach
oben bis der Arm durchgestreckt ist. Führen
Sie das Gewicht jetzt wieder zurück. Spannen Sie
bei der Übung Ihren Bauch an.

● **TIPP:**

Im Laufe der Bewegung dreht
sich die Handfläche nach
vorn; der Ellbogen folgt dieser
Bewegung und beschreibt
einen Bogen nach außen.

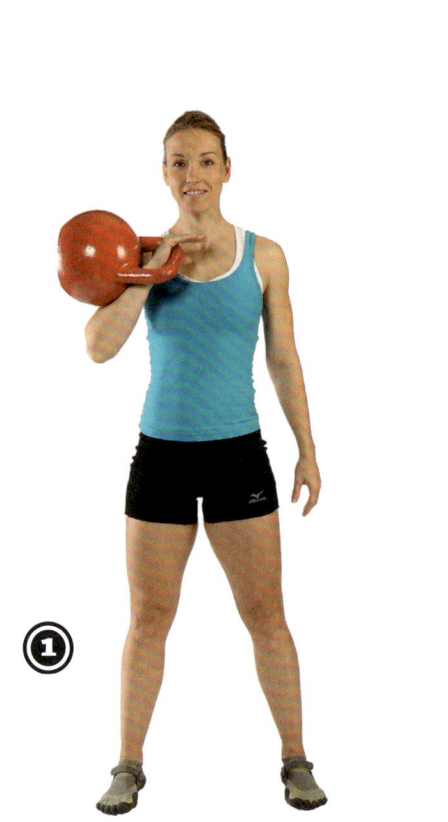

①

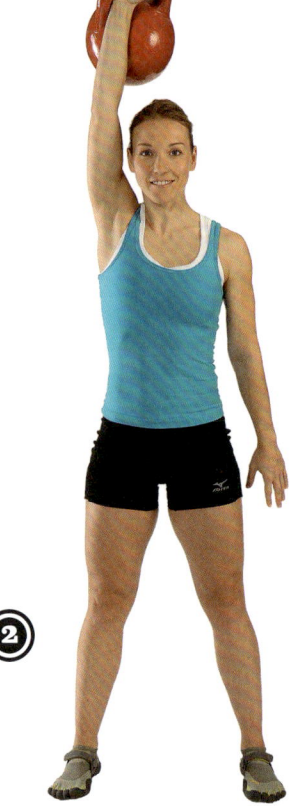

②

45. Klappmesser-Liegestütz

Eine der effektivsten Schulter- und Trizepsübungen.

1} Die Füße sind auf dem Kasten aufgestellt. Die Hände mehr als schulterbreit vor dem Kasten. Rumpf und Beine weisen (wenn möglich) einen rechten Winkel auf; die Arme stehen nahezu in Verlängerung des Rumpfes. **2}** Beugen Sie die Ellbogen, und lassen Sie den Körper sinken, bis Stirn und Nase fast den Boden berühren. Atmen Sie dabei ein. Nun drücken Sie sich mit der Ausatmung in die Ausgangslage zurück.

● **TIPP:**
Fortgeschrittene können die Hände auf Telefonbücher oder Holzklötze stützen, um so tiefer hinunterzukommen.

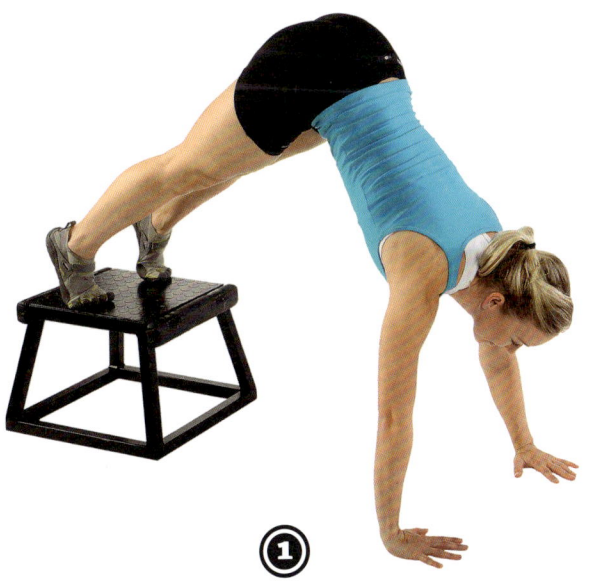

①

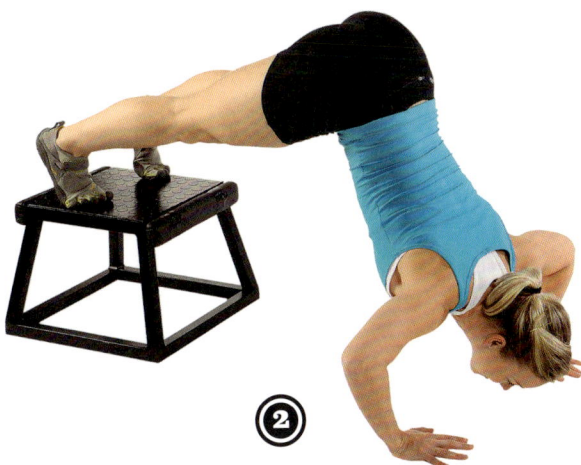

②

46. Klatsch-Liegestütz

Für Explosivität und einen starken Oberkörper.

1} Stellen Sie sich auf die Zehen. Die Füße schulterbreit. Die Hände etwas über schulterbreit aufstellen und in einer Linie mit der Schulter positionieren. Beine, Gesäß, Rücken und Kopf bilden eine Gerade. **2}** Senken Sie den Oberkörper kontrolliert ab, bis die Brust auf dem Boden liegt. Beim Herunterlassen führen Sie die Ellbogen dicht am Körper. **3}** Drücken Sie sich explosionsartig vom Boden ab und klatschen Sie in die Hände. Danach landen Sie in der Ausgangslage.

● TIPP:

Wer es nicht schafft zu klatschen, kann anfangs versuchen, einfach nur die Hände beim Hochdrücken vom Boden zu bekommen.

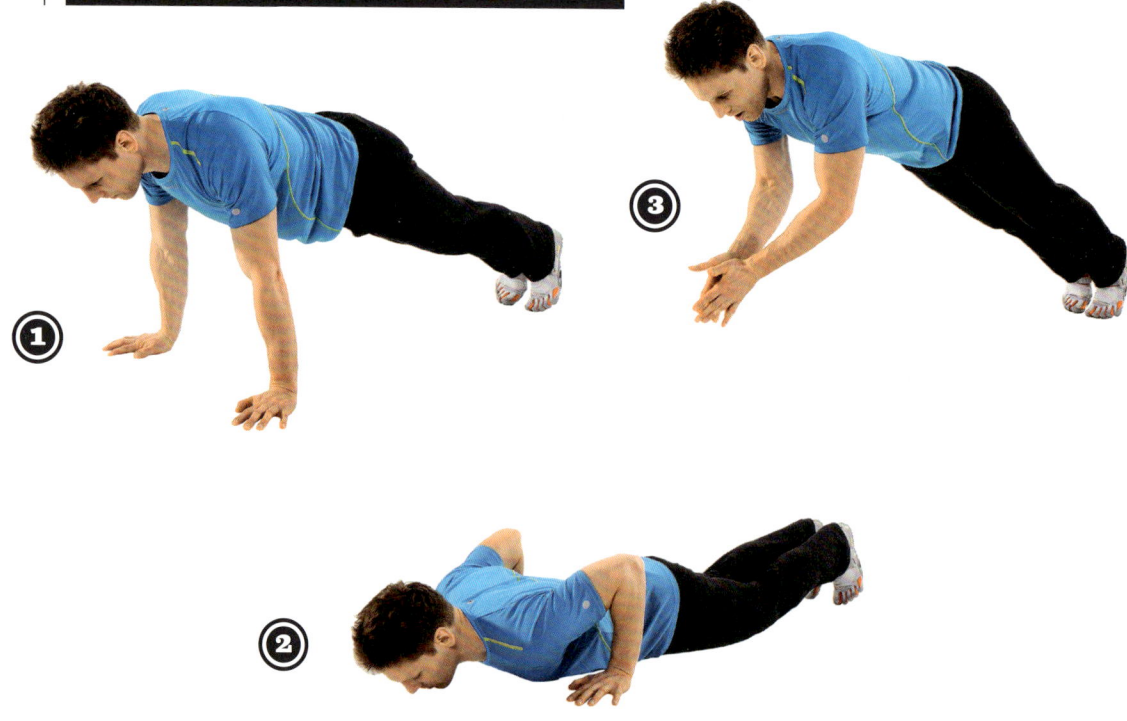

47. Hampelmann

Heiterer Name, ernste Vorteile.
Stärkt Kreislauf und hält Hüfte und
Schulter flexibel.

1} Stellen Sie sich schulterbreit auf. Die Arme liegen an den Oberschenkeln an. **2}** Springen Sie hoch. Dabei die Arme in einer Kreisbewegung über den Kopf bringen. Die Beine im Sprung auf doppelte Schulterbreite spreizen. **3}** Bei der Landung klatschen die Hände über dem Kopf aneinander. Die Füße stehen auf doppelter Schulterbreite. Springen Sie wieder zurück in die Ausgangslage.

● **TIPP:**
Diese Übung ist so anstrengend, wie Sie sie machen. Mit Ihrer Form sollte auch das Tempo steigen; so kommen auch Fortgeschrittene auf ihre Kosten.

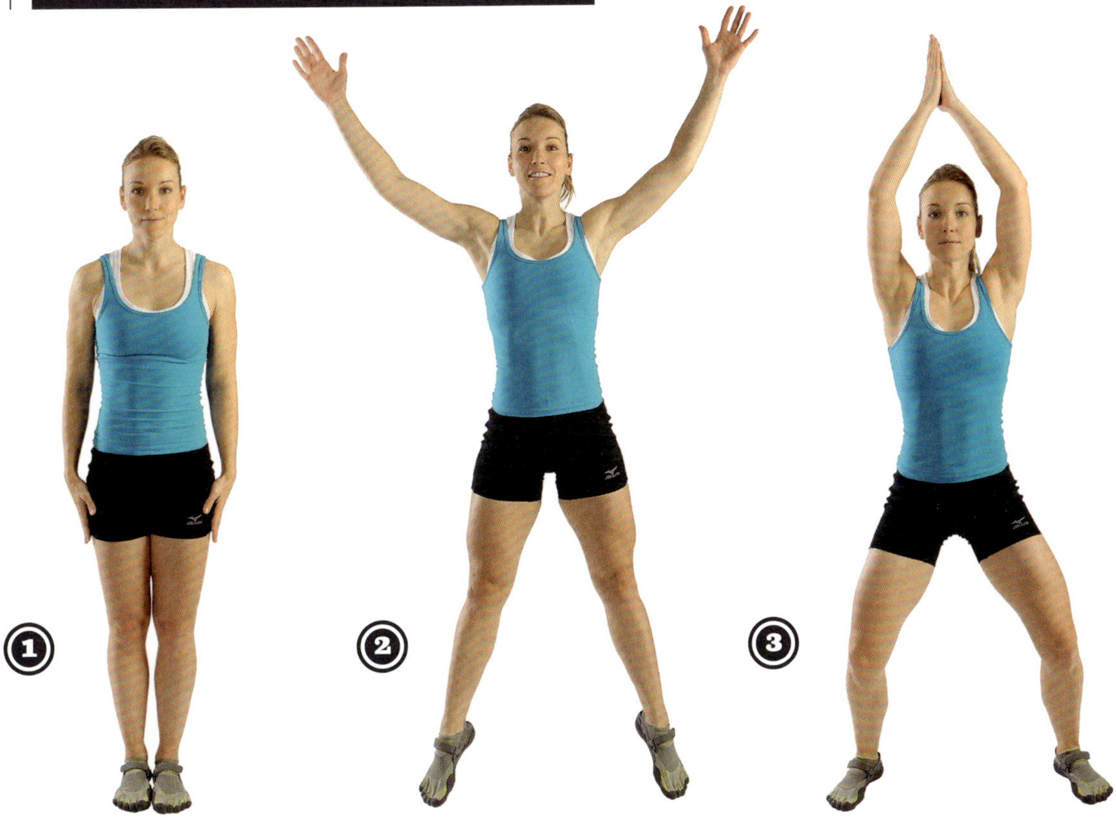

48. Sprung-Burpees

Schnelligkeit, Kraft und Ausdauer in einem sportlichen Paket.

1} Stehen Sie aufrecht. Blick geradeaus. Füße schulterbreit. **2}** Springen Sie auf den Boden. Dabei Füße nach hinten wegstrecken. **3}** Sie sind im Liegestütz, wobei die Brust komplett auf dem Boden liegt. **4}** Drücken Sie sich mit den Armen hoch, wobei Sie gleichzeitig die Beine mit einem Sprung heranziehen. **5}** Aus der Hockposition einen Strecksprung machen.

● **TIPP:**

Sportler in sitzenden Tätigkeiten sollten den Blick beim Sprung nach vorn richten, um eine Überstreckung der Lendenwirbel zu vermeiden.

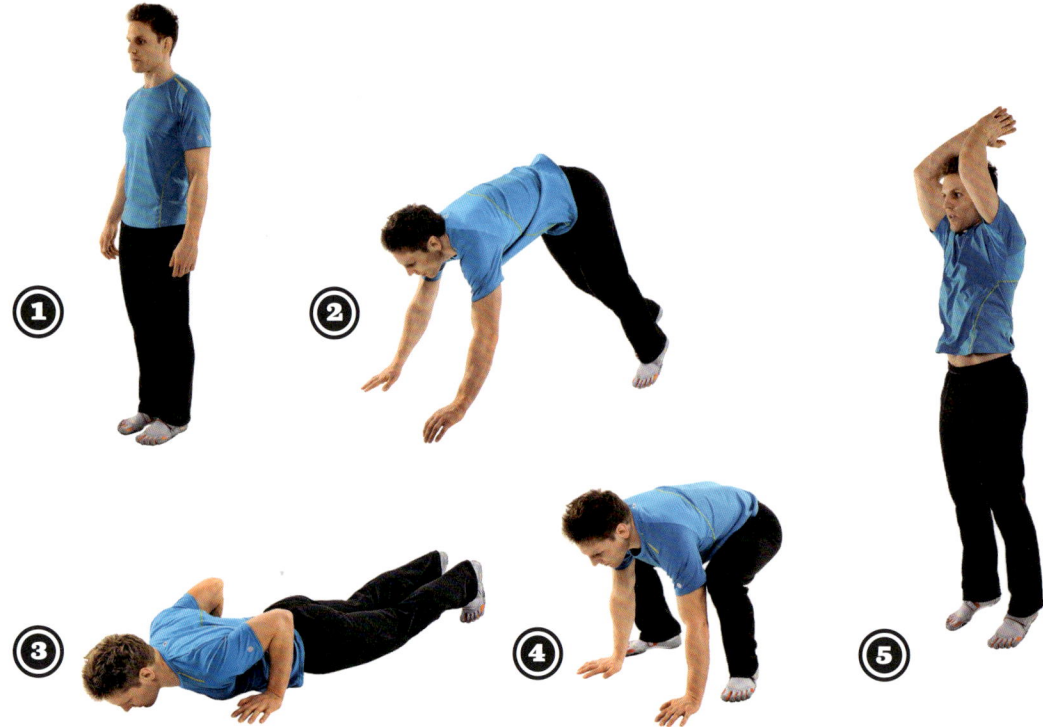

49. Einarm-Swing

*Verbessert die Kraftausdauer
und Haltung.*

1} Nehmen Sie die Kugel mit einer Hand wie beim Kreuzheben auf. Klappen Sie mit Hüfte und Knie ein, und schwingen Sie die Kugel hinter den Po. Das Schulterblatt bleibt zur Wirbelsäule gezogen. Verdrehen Sie die Wirbelsäule so viel wie nötig, aber so wenig wie möglich, um die Kugel zwischen die Beine zu schwingen.
2} Kugel bis auf Schulterhöhe schwingen. Fangen Sie das Gewicht der Kugel mit Hüfte und Knie ab.

● **TIPP:**

Machen Sie den zweiten Schritt nicht vor dem ersten! Voraussetzung für den Einarm-Swing ist das sichere Beherrschen des beidhändigen Swings.

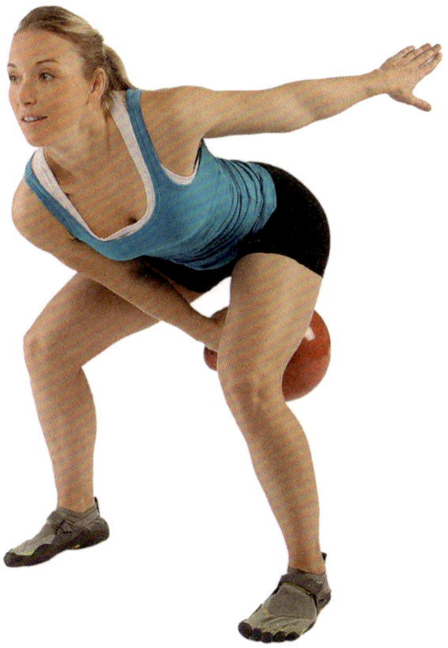

75

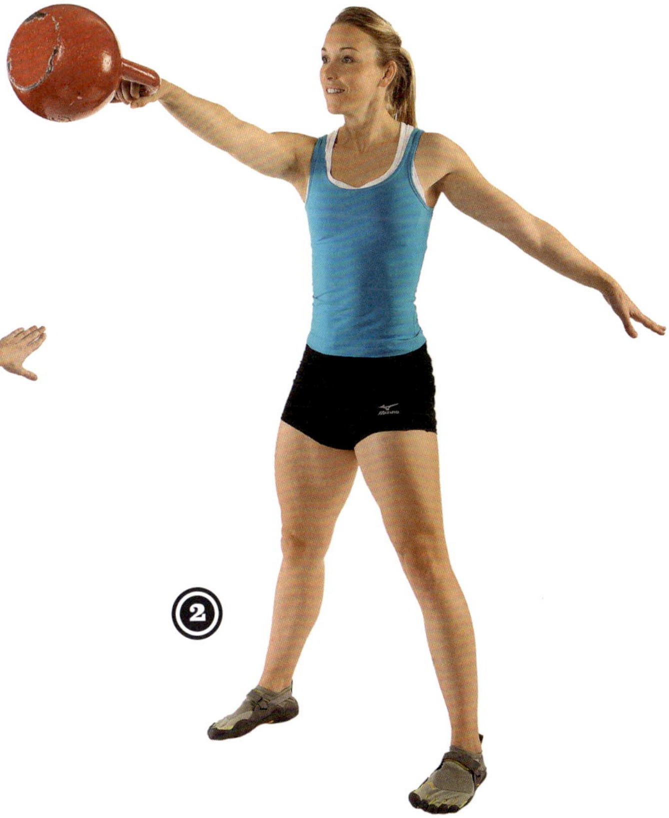

50. Reißen

Von Kopf bis Fuß wird jeder Muskel benutzt.

1} Nehmen Sie die Kugel wie beim Einarm-Swing auf. Beschleunigen Sie die Kugel mit Hüfte und Oberschenkel. Ist die Kugel etwas über Bauchnabelhöhe, ziehen Sie sie leicht zu sich.

2} Wenn die Kugel sich einen Moment schwerelos anfühlt, stoßen Sie die Hand nach vorn oben. Hand und Griff schieben sich unter die Kugel.

3} Die Kugel schmiegt sich an den Unterarm. Kugel, Arm und Körper in einer Linie. Zurück: Kugel außen am Unterarm herabgleiten lassen, Ellbogen beugen und die Kugel mit Hüfte und Beinen auffangen.

● **TIPP:**

Timing ist entscheidend. Der Stoß der Hand muss kraftvoll und zum richtigen Zeitpunkt ausgeführt werden, da die Kugel sonst gegen den Unterarm schlägt.

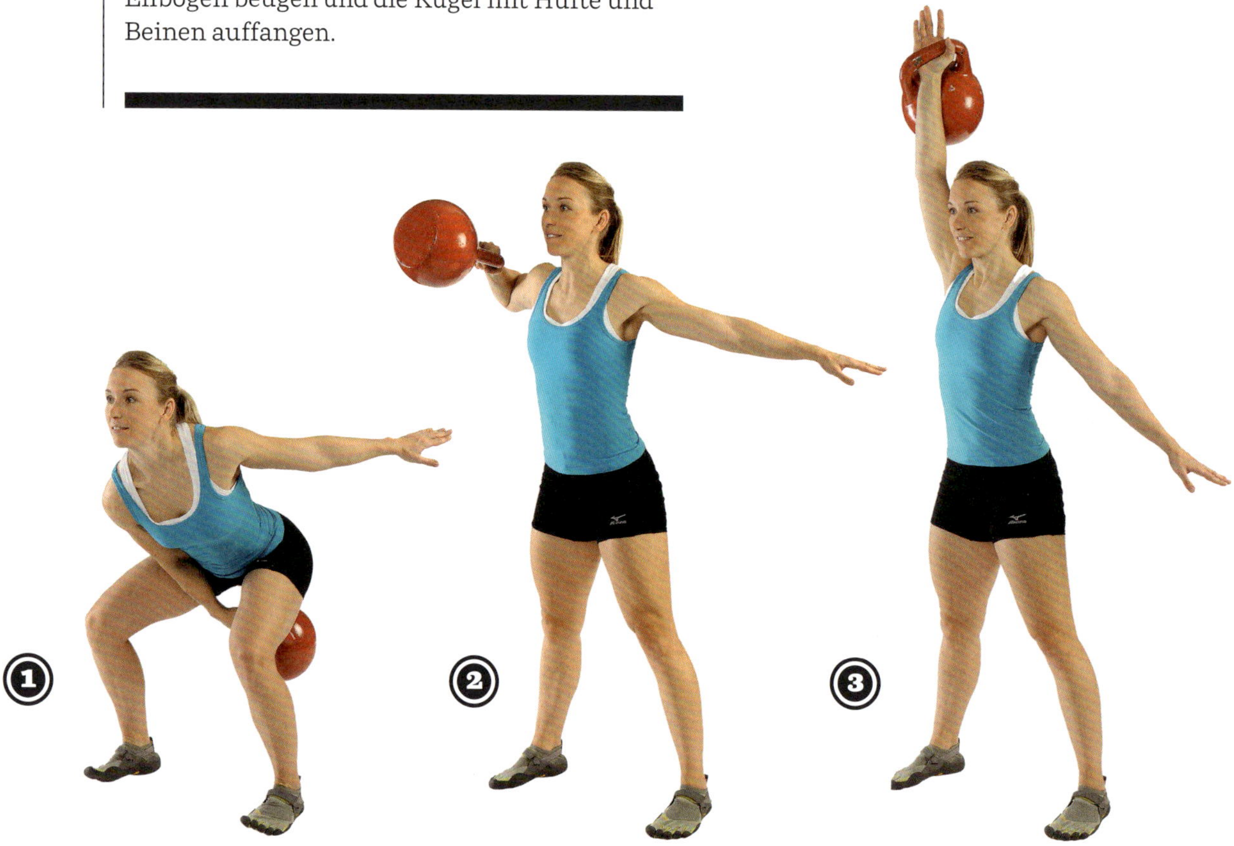

① ② ③

51. Kniebeuge Überkopf

Macht Rücken und Beine beweglich, stark und ausdauernd.

1} Sie halten die Kugelhantel an der Schulter – die Kugel ruht in der Ellbogenbeuge. Die Füße etwas über schulterbreit auseinander.   **2}** Gehen Sie leicht in die Knie.   **3}** Richten Sie Ihren Körper explosionsartig auf. Dabei stoßen Sie das Gewicht über den Kopf.   **4}** Gehen Sie in die Kniebeuge. Das Gewicht immer über den Körper strecken. Den unbelasteten Arm zur Seite halten. Danach wieder aufrichten. Im zweiten Intervall den Arm wechseln.

● TIPP:

Die Füße bleiben immer auf dem Boden. Wählen Sie am Anfang ein leichtes Gewicht, damit Sie es exakt über dem Körper platzieren können.

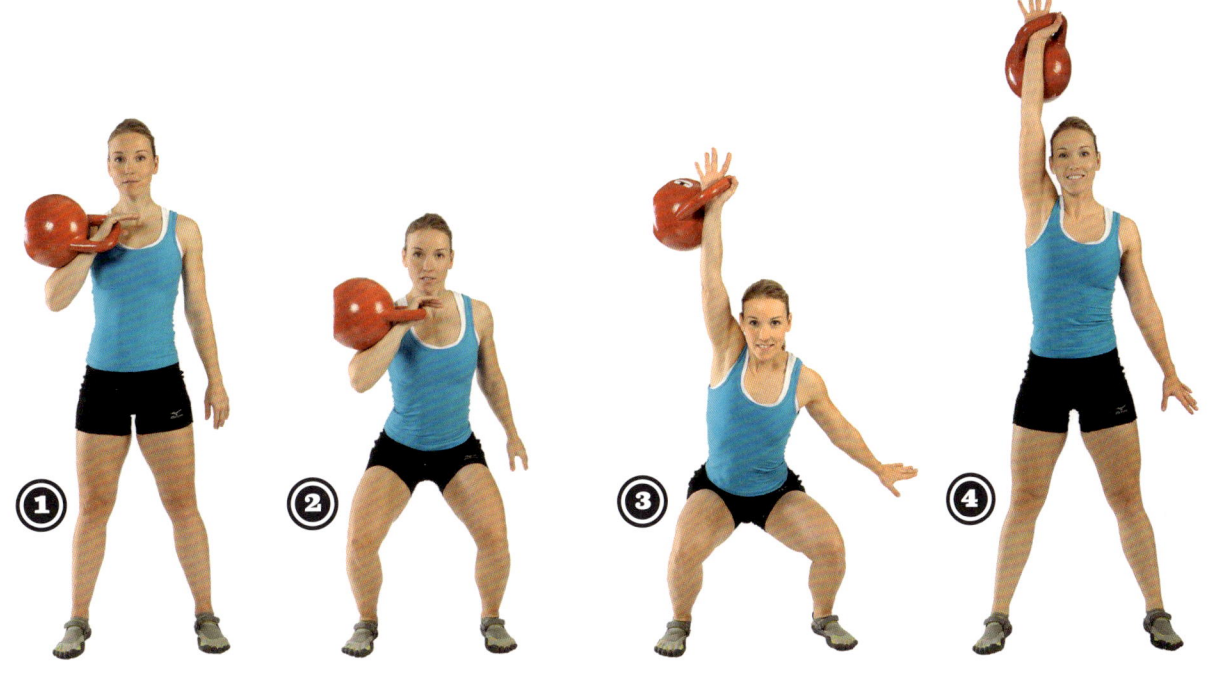

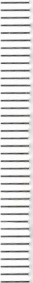

52. Bear Walk

Auf allen Vieren Schultern, Beine und Kreislauf optimieren.

1} Sie stehen aufrecht. Beugen Sie sich mit geradem Rücken nach vorn, bis Ihre Hände den Boden berühren. Nehmen Sie eine Sprintstarthaltung ein. **2}** Krabbeln Sie los.

● **TIPP:**

Suchen Sie sich einen Untergrund, der einen schmerzlosen Handlauf ermöglicht: Wiese, Turnhalle, Tartanbahn. Zur Not helfen Handschuhe.

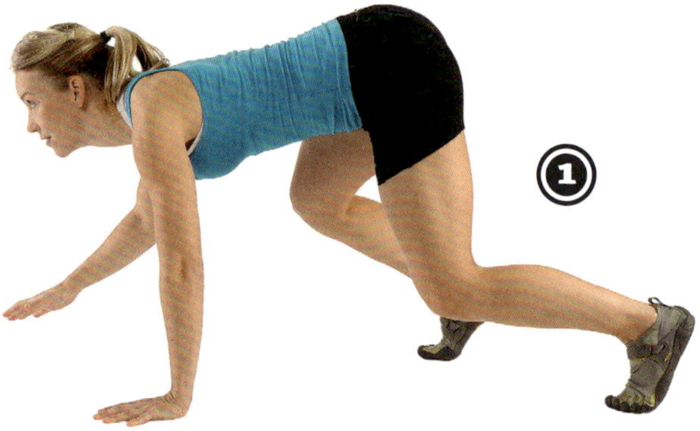

①

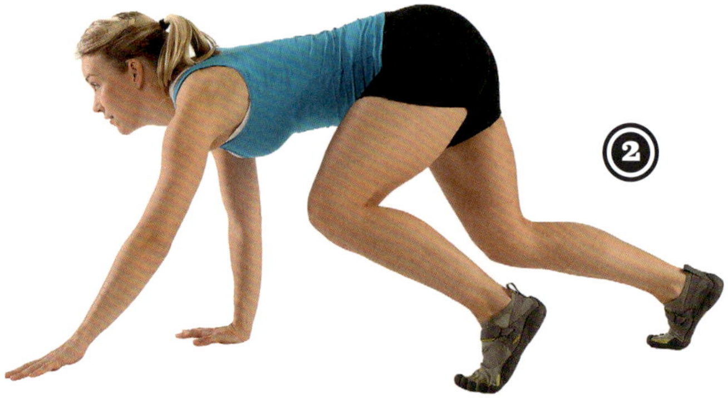

②

53. Swing

Ein Segen für Viel-Sitzer.

1} Nehmen Sie die Kettlebell wie beim Kreuz-heben auf. Sie stehen schulterbreit. Der Rücken gerade, die Schulterblätter zur Wirbelsäule gezogen. Klappen Sie in der Hüfte ein, und beugen Sie die Knie, dabei schwingen Sie die Kugel zwischen den Beinen hinter den Po. **2}** Richten Sie sich zügig auf, indem Sie Hüfte und Knie strecken. Das Gewicht bleibt auf den Fersen. Die Kugel schwingt bis Schulterhöhe. Wenn sie sinkt, klappen Sie Hüfte und Knie ein.

● **TIPP:**

Die Kugel wird durch den Schwung der Hüfte beschleu-nigt. Ihre Arme verbinden nur Rumpf mit Kugel. Nicht ins Hohlkreuz fallen.

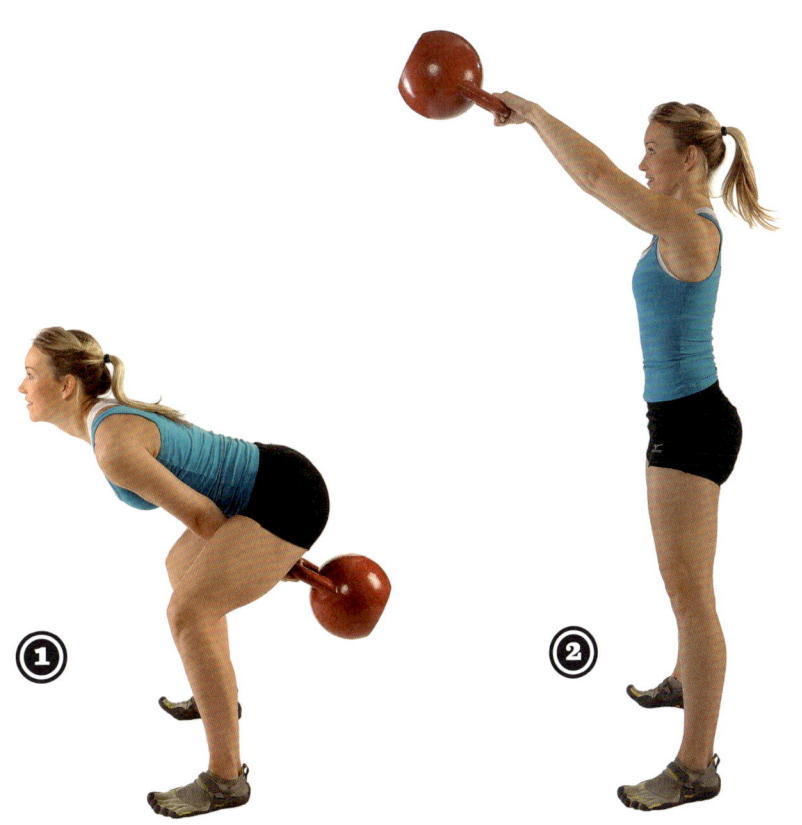

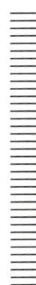

54. Überkopf-Swing

Perfekt für Schreibtisch-Hengste.

1} Nehmen Sie die Kettlebell wie beim Kreuz-heben auf. Sie stehen schulterbreit. Der Rücken gerade, die Schulterblätter zur Wirbelsäule gezogen. Klappen Sie in der Hüfte ein, und beugen Sie die Knie, dabei schwingen Sie die Kugel zwischen den Beinen hinter den Po. **2}** Richten Sie sich explosionsartig auf, indem Sie Hüfte und Knie strecken. Das Gewicht bleibt auf den Fersen. **3}** Die Kugel schwingt über den Kopf. Ihr Körper neigt sich leicht nach vorn. Beim Absenken der Kettlebell klappen Sie Hüfte und Knie ein.

●TIPP:

Wer unerfahren ist, startet mit dem einfachen Swing.

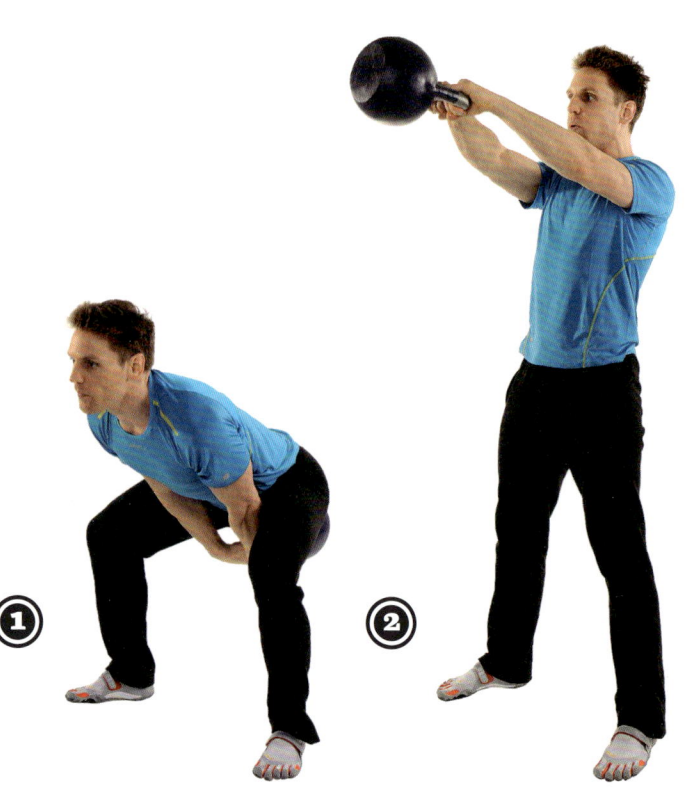

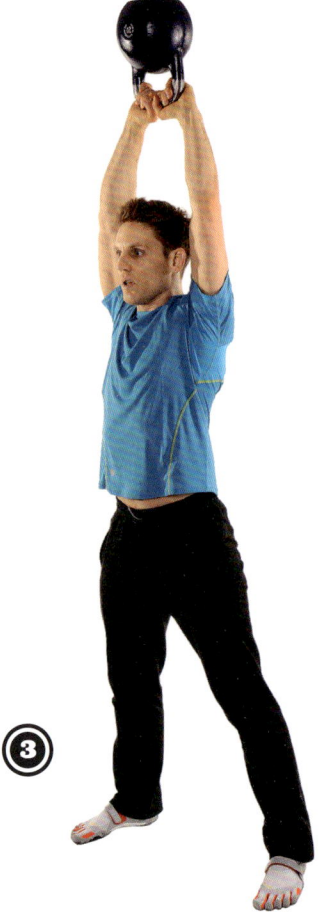

① ② ③

KOOR
DINA
TION

55. Einbeinstand mit Ball

Einfach, effektiv: stärkt Rumpf und Koordination.

1} Stehen Sie gerade. Die Füße schulterbreit. Die Hände umfassen den Ball, der etwa auf Beckenhöhe gehalten wird.   **2}** Heben Sie nun den Ball nach vorn, bis die Arme zirka 45 Grad gebeugt sind. Gleichzeitig heben Sie das linke Bein ab – auch im 45-Grad-Winkel. Ihr Oberkörper wandert dabei leicht nach vorn. Halten Sie diese Position für zirka 20 Sekunden. Danach Beinwechsel.

● **TIPP:**
Kopf, Oberkörper und Gesäß bleiben in einer Linie. Nicht im Becken abknicken.

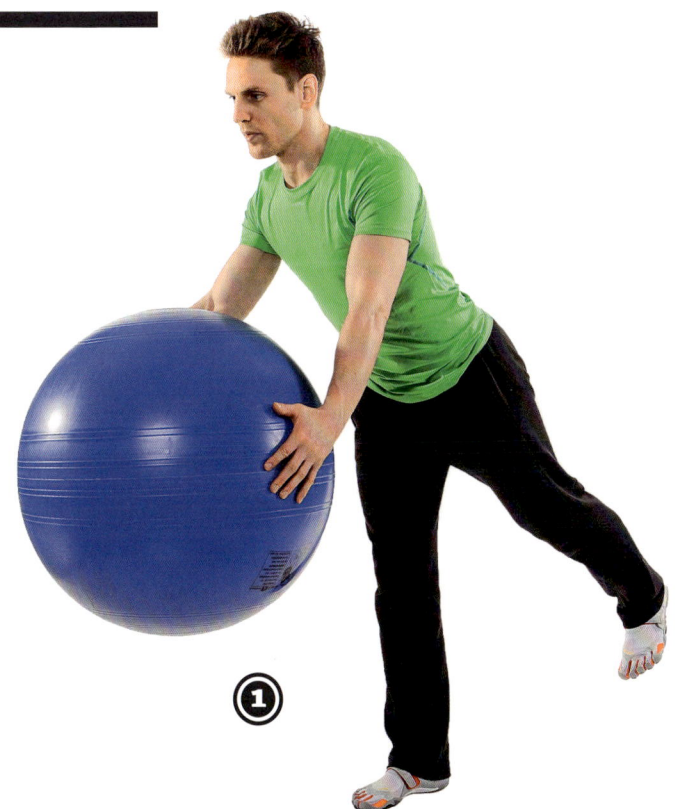

56. Standwaage mit Ball

Die fortgeschrittene Version des Einbeinstands mit Ball.

1} Stehen Sie gerade. Die Füße schulterbreit. Die Hände umfassen den Ball, der etwa auf Beckenhöhe gehalten wird. **2+3}** Heben Sie nun den Ball nach vorn, bis die Arme, Oberkörper und Beine waagerecht zum Boden stehen. Halten Sie diese Position für zirka 20 Sekunden. Danach Beinwechsel.

● **TIPP:**

Wer es einfach möchte, startet ohne Ball. Lassen Sie die Endposition von jemandem kontrollieren.

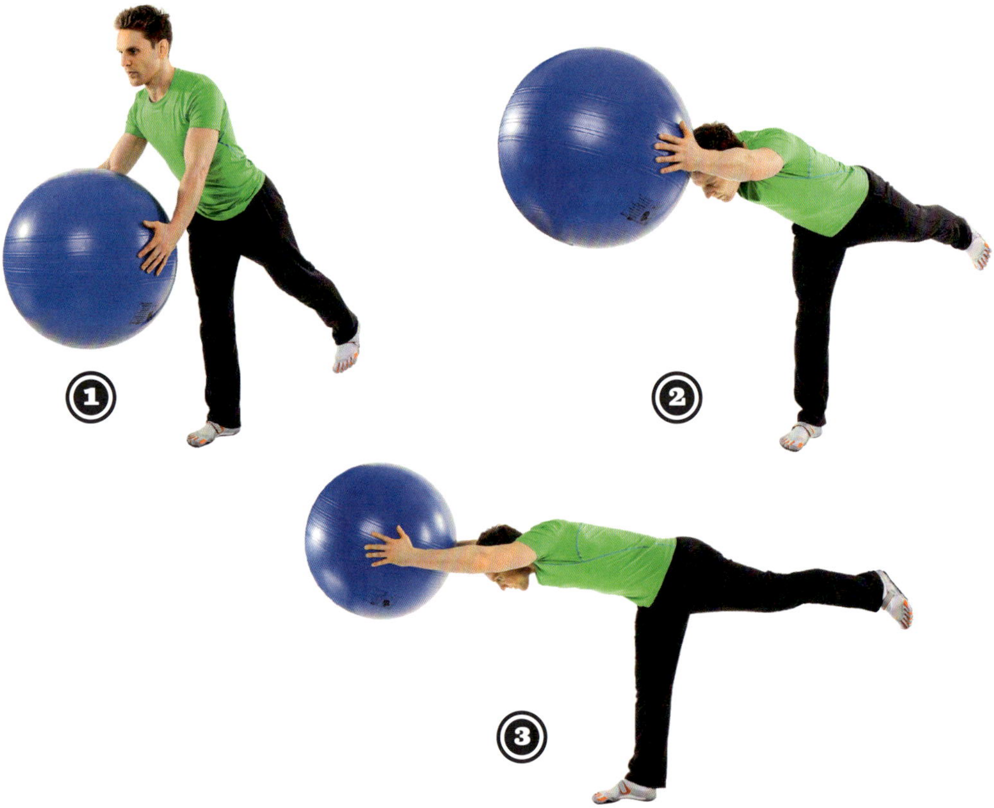

57. Ballpass im Einbeinstand

Stärkt Fußgewölbe und Einbeinkraft.

1} Stehen Sie auf einem Bein. Die Hände umfassen den kleinen Medizinball, der etwa auf Bauchhöhe gehalten wird. **2–4}** Lassen Sie nun den Ball um Ihren Körper kreisen. Dabei blicken Sie stets geradeaus. Nach zehn Durchgängen bitte Bein und Richtung wechseln.

● TIPP:
Konzentrieren Sie sich darauf, nicht auf den Ball zu schauen.

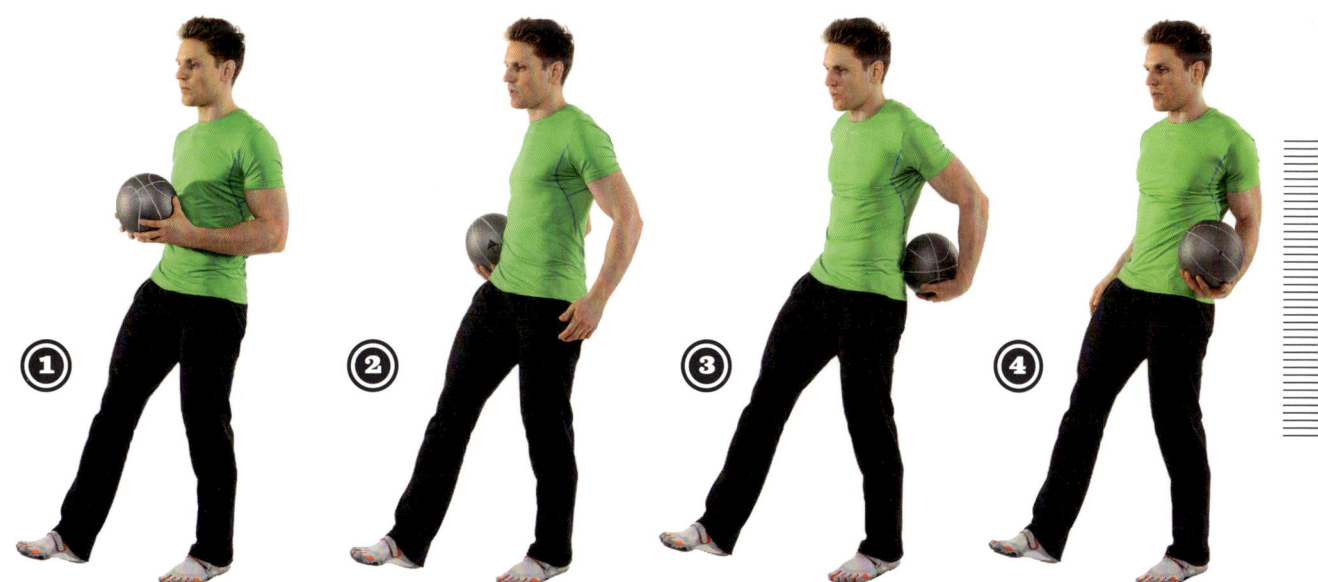

58. Teetasse servieren

Die Profiübung für Koordination und Beweglichkeit der Schulter.

1} Sie stehen schulterbreit, die Arme sind neben dem Körper, die Ellbogen sind gebeugt, Handflächen zeigen zur Decke. **2}** Die Ellbogen abgespreizen, die Hände am Rumpf vorbei hinter den Körper führen und die Ellbogen strecken.
3} Der Oberkörper neigt sich nach vorn.
4} Die gestreckten Arme werden abgespreizt und nach vorn geführt, während sich der Oberkörper wieder aufrichtet und nach hinten neigt. **5}** Die Arme beugen und die Ellbogen nach außen, sodass die Handrücken fast über die Stirn streichen. **6}** Nun wandern die Hände nach außen, die Ellbogen nach innen und kehren in die Startposition zurück.

● TIPP:
Wer noch keine ausreichende Schulterbeweglichkeit hat, kann die Bewegung mit einer Hand ausführen.

① ② 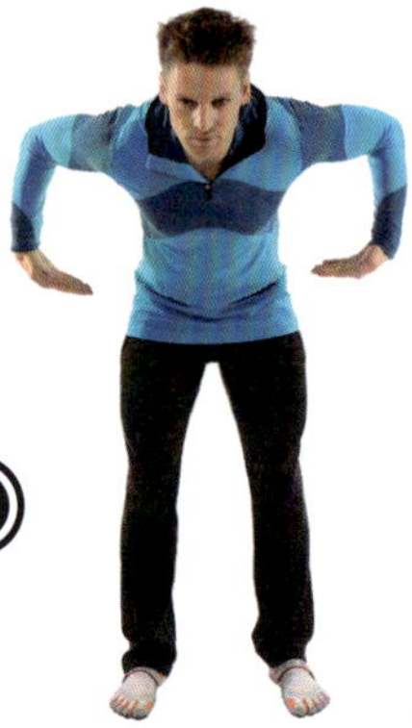 ③ 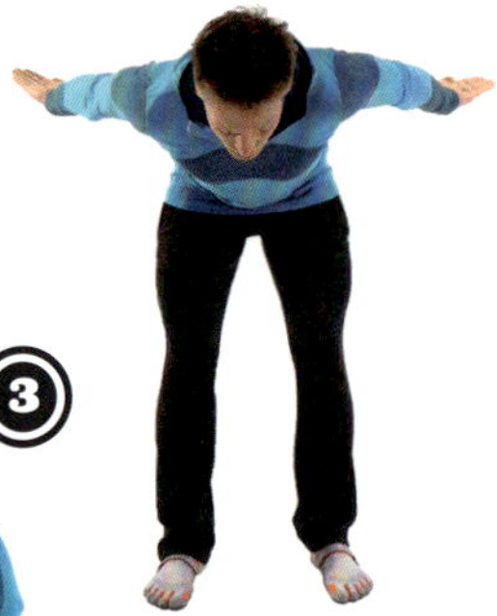 ④ 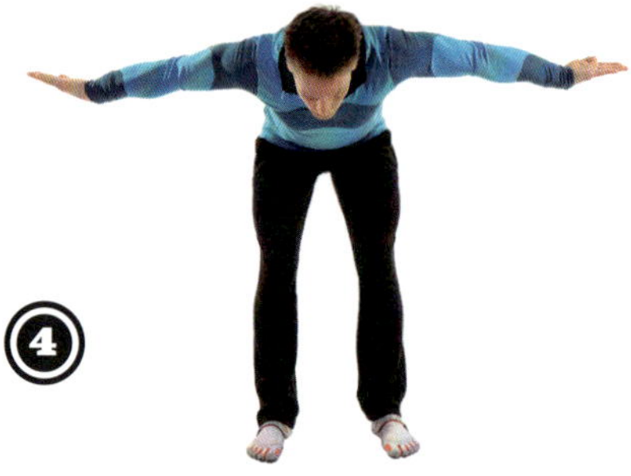 ⑤ 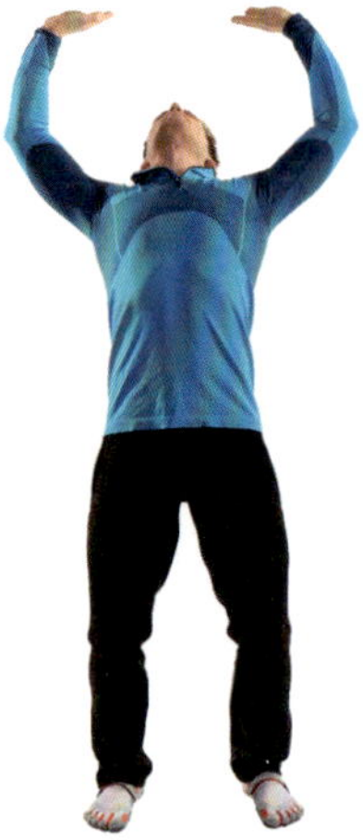 ⑥

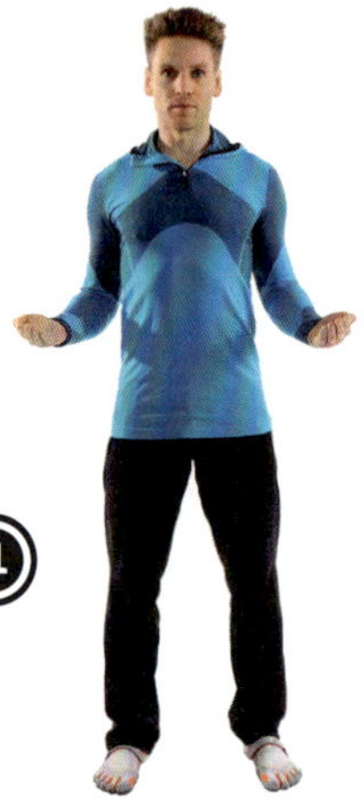

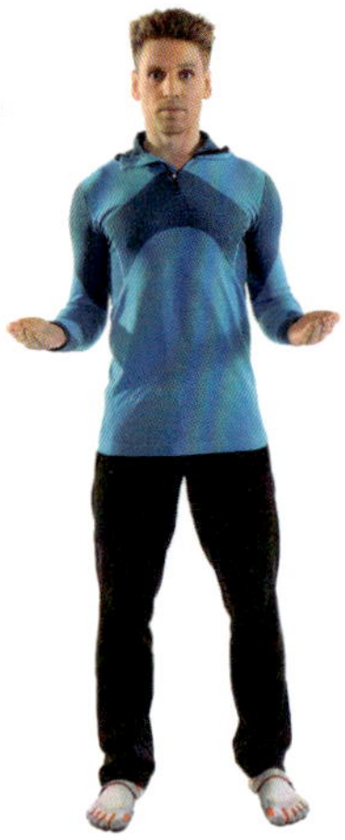

59. Passthroughs

Perfekt für die Schultermobilität.

1} Stehen Sie gerade. Die Füße schulterbreit. Die Hände fassen doppelt schulterbreit. Die Stange wird auf Beckenhöhe gehalten.
2} Heben Sie nun die Stange mit gestreckten Armen nach vorn über den Kopf.   **3}** Führen Sie die Stange weiter mit gestreckten Armen Richtung Gesäß.   **4}** Halten Sie die Stange kurz am Gesäß, und führen Sie die Bewegung anders herum aus. Wichtig: Die Arme immer gestreckt lassen.

● TIPP:

Besonders beim Rückweg vom Gesäß zum Becken knicken die Ellbogen oft ein. Deshalb sollten Sie sich hier konzentrieren, dass das nicht passiert.

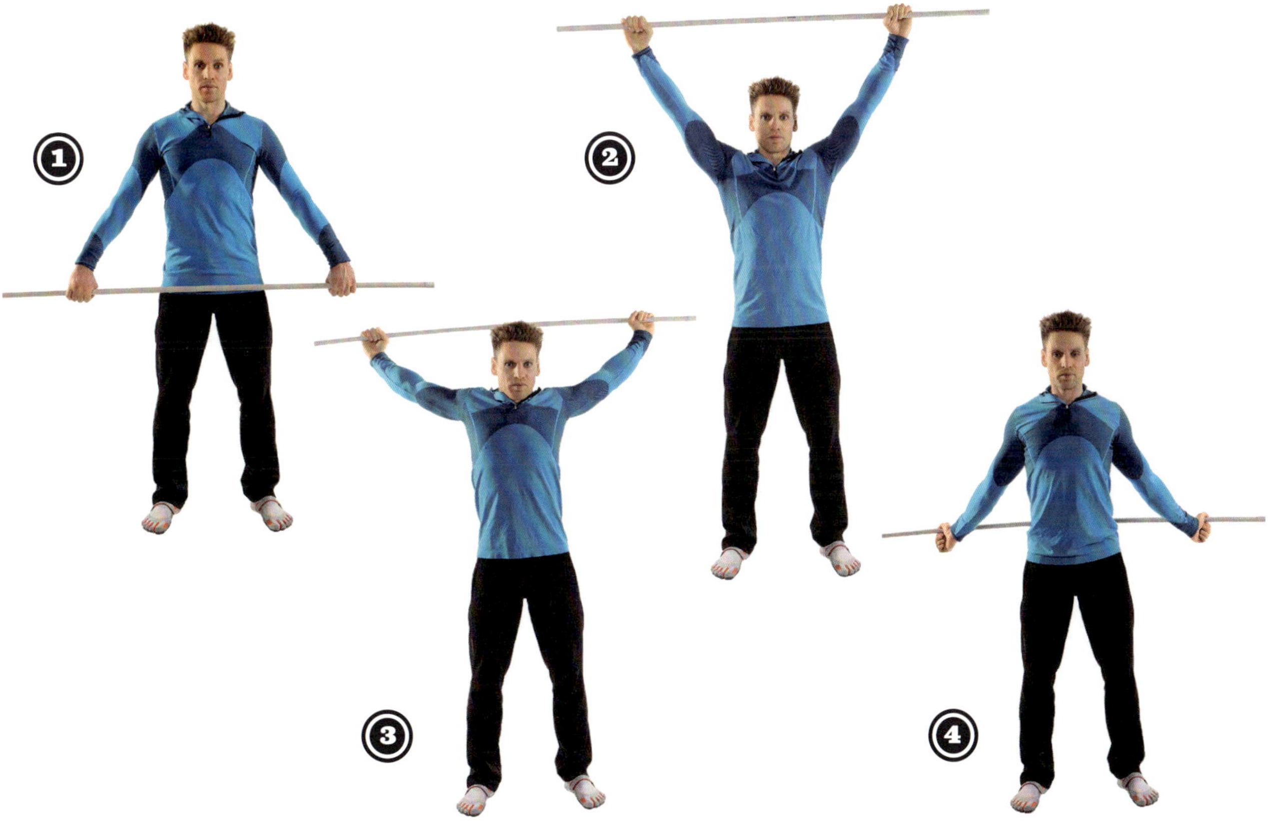

60. Beinstrecker

Steigert die Flexibilität der rückseitigen Beinmuskulatur.

1} Stehen Sie gerade. Die Füße schulterbreit.
2} Heben Sie nun ein Bein und strecken Sie es schnell nach vorn aus. Ober- und Unterschenkel stehen dabei fast parallel zum Boden. Die Zehen zum Oberkörper ziehen.   **3}** Jetzt kippen Sie den Unterschenkel ab, bis der Fuß auf Kniehöhe liegt.   **4}** In der Ausgangsposition machen Sie die gleiche Bewegung zehn Mal mit jedem Bein.

● **TIPP:**
Achten Sie besonders darauf, dass Sie das Bein gerade durchstrecken und einen 90-Grad-Winkel zwischen Oberschenkel und Rumpf erreichen.

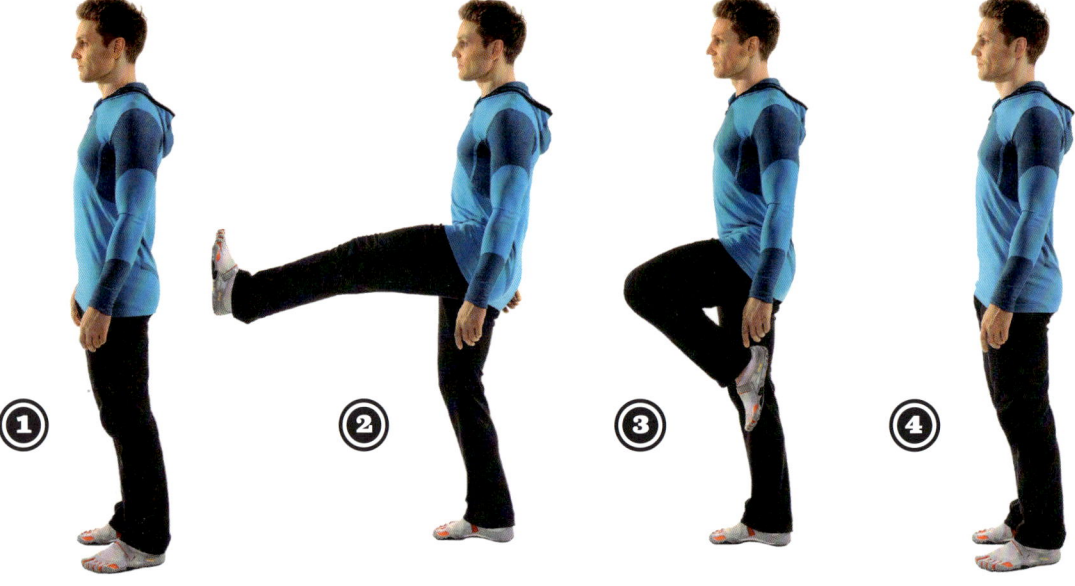

61. Überkopf-kniebeuge mit Stange

Maximale Beweglichkeit, Schulter- und Rumpfkraft.

1} Das Gewicht ruht auf dem oberen Teil der Schulterblätter. Umfassen Sie die Stange etwas mehr als doppelt schulterbreit. Blick geradeaus. Po und Rumpf anspannen. Füße etwas über schulterbreit aufgestellt. Füße leicht nach außen gedreht. Drücken Sie das Gewicht über den Kopf. Die Ohren werden nicht vom Oberarm verdeckt. **2}** Gehen Sie in die Beuge. Dabei schieben Sie Ihr Gesäß nach hinten, als ob Sie auf einem Stuhl sitzen wollten. Der Oberkörper bleibt aufgerichtet. Senken Sie sich soweit ab, bis der Oberschenkel parallel zum Boden steht. Die Stange bewegt sich nach unten – nicht nach vorn oder hinten.

● **TIPP:**

Passthroughs (s. S. 87) helfen bei der Schulterbeweglichkeit. Tasten Sie sich an diese Übung heran und beginnen Sie mit einem Besenstiel.

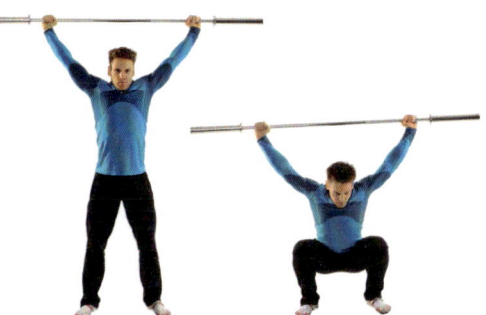

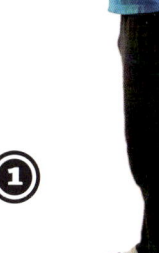

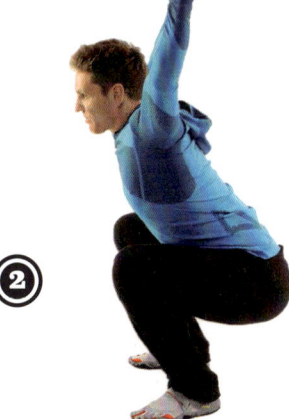

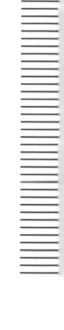

62. ISG-Übung

Löst Blockierungen im Iliosakralgelenk.

1} Liegen Sie auf dem Rücken. Arme zirka 45 Grad abgespreitzt. Die Füße angestellt, sodass etwa ein 90-Grad-Beugewinkel im Knie entsteht. **2}** Lassen Sie nun aktiv die Knie nach links fallen. Gleichzeitig drehen Sie den Kopf nach rechts. **3}** Gehen Sie in die Ausgangsposition zurück und lassen Sie die Knie in die andere Richtung fallen, ebenso den Kopf.

● **TIPP:**

Denken Sie bei dieser Übung möglichst wenig nach – sie funktioniert am besten bei totaler Entspannung.

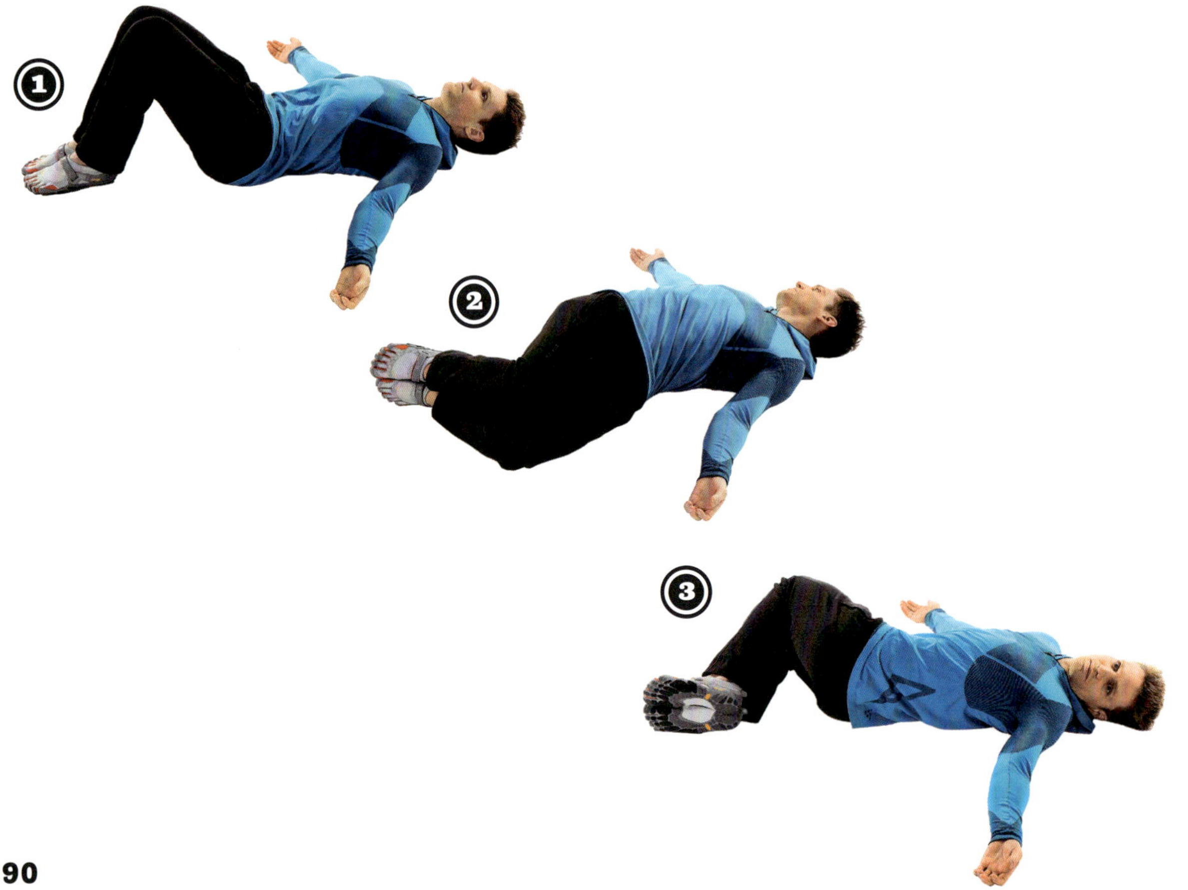

63. Hüftkreisen auf dem Ball

Löst feste Strukturen.

1} Sitzen Sie gerade auf dem Ball. Die Hände auf die Knie gelegt. Blick geradeaus.   **2}** Heben Sie nun die Hüfte nach links und kreisen Sie nach hinten weiter.   **3}** Heben Sie die Hüfte rechts und kreisen Sie weiter.

● **TIPP:**
Achten Sie darauf, Rücken und Kopf gerade zu halten.

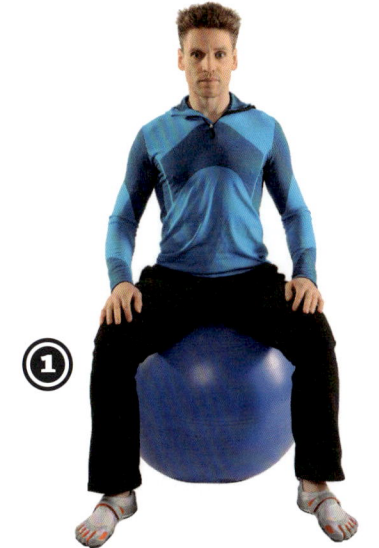
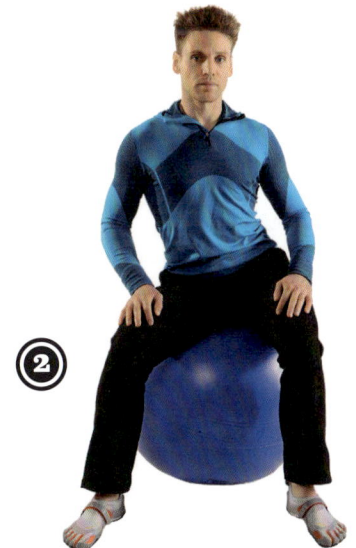
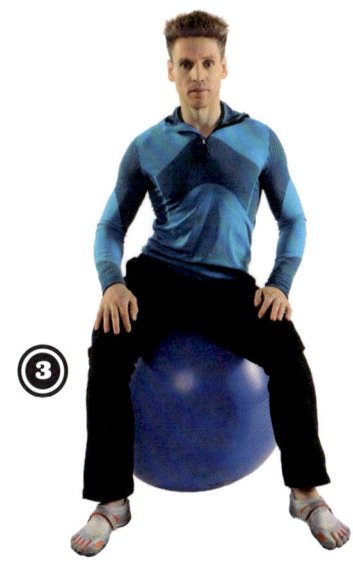

64. Vierfüßler auf Ball

Statisch, aber oho.

1} Legen Sie beide Hände auf den Ball – etwa schulterbreit. Steigen Sie nun mit einem Knie auf dem Ball. Danach das andere draufheben. Halten Sie diese Position 30 Sekunden lang.

● **TIPP:**
Wer es schwerer möchte, kann auch eine Hand abheben.

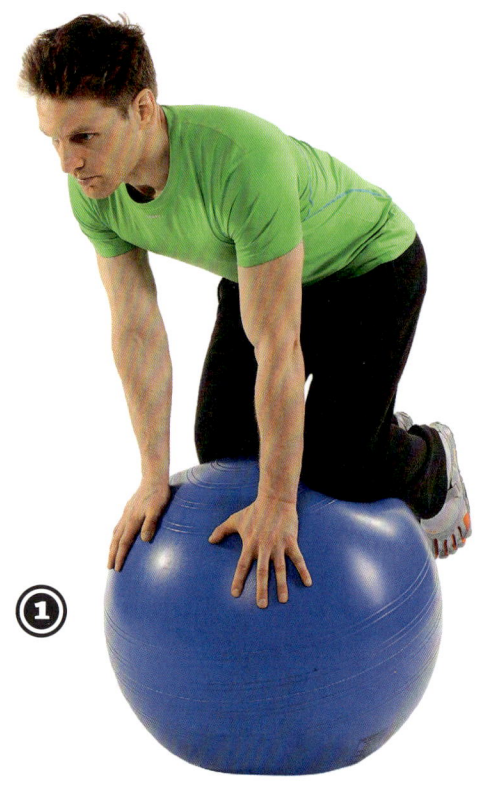

TRAININGS PLÄNE

⊙ Machen Sie jede Übung des Zirkel-, Koordinations- und Schwachstellentrainings nur einmal pro Durchgang – nicht viermal die gleiche Übung absolvieren und dann zur nächsten wechseln.

⊙ Ein Beispiel aus dem Zirkeltraining: 30 Sekunden Standwaage, 30 Sekunden Pause, 30 Sekunden Beinstrecker, 30 Sekunden Pause, 30 Sekunden Stepback, 30 Sekunden Pause, 30 Sekunden Passthroughs, 30 Sekunden Pause – der erste Satz von vier ist damit beendet. Jetzt beginnen Sie wieder mit Standwaage.

⊙ Ein Beispiel für Koordination/Schwachstellen: Übung 1: 12 Wdh, 40 Sekunden Pause, Übung 2: 12 Wdh, 40 Sekunden Pause, Übung 3: 12 Wdh, 40 Sekunden Pause, Übung 4: 12 Wdh, 40 Sekunden Pause – der erste Satz ist damit beendet. Jetzt beginnen Sie wieder mit Übung 1.

 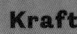 **Kraft** | **Dauer** |  **Pause** | **Sätze** | **Gesamtzeit**

WIE DAS TRAINING FUNKTIONIERT

Falls Sie Ihr Training nicht selbst zusammenstellen wollen, können Sie die folgenden Pläne verwenden. Sie unterscheiden Anfänger, Fortgeschrittene und Profis. Das Training werden Sie zwei Mal in der Woche durchführen. Die vier verschieden Trainingselemente werden Sie dabei jeweils in einem Paar an zwei verschiedenen Tagen durchführen. Bestimmen Sie vorher, wie viel Gewicht Sie verwenden wollen. Wie das genau funktioniert, finden Sie in der Tabelle auf Seite 22. Achten Sie bei jeder Bewegung darauf, dass sie sauber ausgeführt wird. Arbeiten Sie nach der Maxime: Lieber etwas leichter, aber dafür eine gute Form. Nach einigen Monaten wird sich Ihr Bewegungsapperat soweit angepasst haben, dass Sie schwerere Gewichte stemmen können.

Bevor es losgeht: Bitte wärmen Sie sich vor den Einheiten immer gründlich auf. Hampelmänner, Seilspringen und leichtes Foamrolling, um die Faszien zu lösen, bieten sich dabei an. Nach dem Training sollten Sie ein kurzes Cooldown absolvieren. Lockeres Auslaufen von zehn Minuten genügt da schon.

Ein kurzes Wort zur Ernährung: Ausdauersportler sollten grundsätzlich ihren Fettstoffwechsel schulen. Das bedeutet, dass sich die Ernährung anpasst. Wer drei Stunden Grundlage fährt, braucht kaum Kohlenhydrate. Anders sieht es bei intensiven Einheiten, wie zum Beispiel beim Intervall-, Zirkel- oder dem Maximalkraft-Training aus. Hier führt kein Weg an Kohlenhydraten vorbei. Dabei genüg es schon, wenn Sie 20 bis 30 Minuten vor dem Training einen Riegel, ein Gel, eine Kirschschorle oder ein Sportgetränk zu sich nehmen. Es wird nach dem Prinzip des Carbcyclings gearbeitet: Je härter eine Belastung (bezogen auf die Intensität), desto mehr Kohlenhydrate sollten verzehrt werden. Je lockerer, desto weniger. Nach dem Training erzielen Sie den besten Trainingseffekt, wenn Sie sich zügig mit Eiweißen und Kohlenhydraten versorgen. Leichtverdauliche Recoverydrinks bieten sich dabei an. Wer es günstiger möchte, kann Kakao trinken – gern eine Fertigmischung.

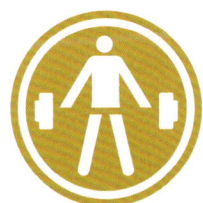

Krafttraining

Maximalkraft ist eine entscheidende Kenngröße für die Fähigkeiten eines Athleten. Wer sie steigert, fährt schneller Rad und kann seinen Sport explosiver ausüben.

Koordinationstraining
Radfahren ist eine zyklische Sportart, die in einer Zwangshaltung stattfindet. Diese Übungen erweitern das begrenzte Bewegungsrepertoire.

Zirkeltraining

Die Trainingsform, die den meisten Ertrag für die aufgewandte Zeit und Energie liefert. Kaum etwas trainiert einen Sportler so intensiv, aber auch ausgeglichen.

Schwachstellentraining
Durch einseitige Belastung formen sich Schwächen bei Radsportlern: hängende Schultern, Verkürzungen überall und ein watschelnder Gang.

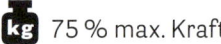 75 % max. Kraft

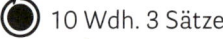 10 Wdh. 3 Sätze

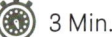 3 Min.

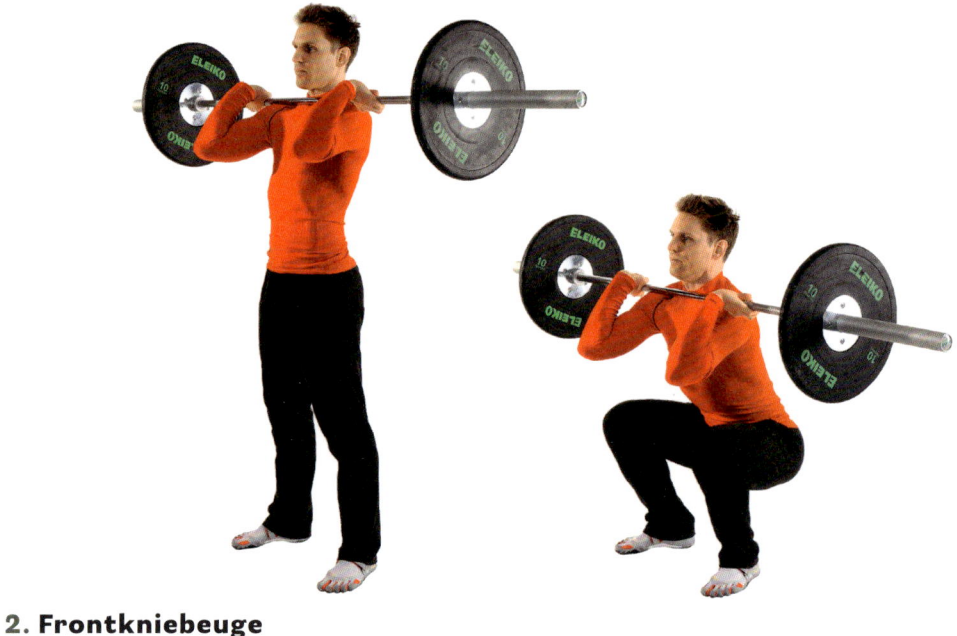

2. Frontkniebeuge
← Seite 24

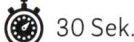 30 Sek.

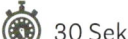 30 Sek.

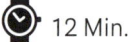 12 Min.

3 Sätze

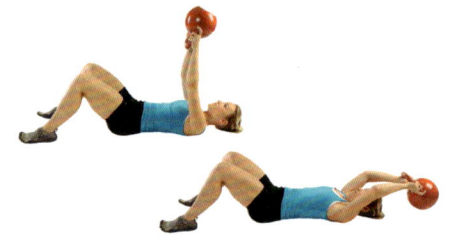

43. Überzug Kettlebell
← Seite 69

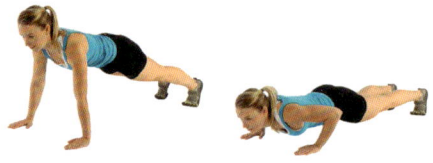

40. Liegestütz
← Seite 66

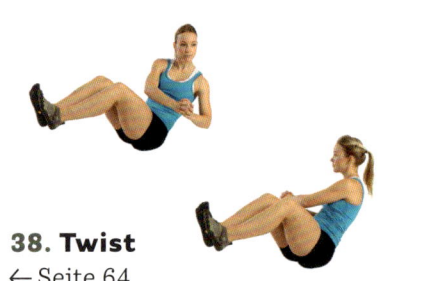

38. Twist
← Seite 64

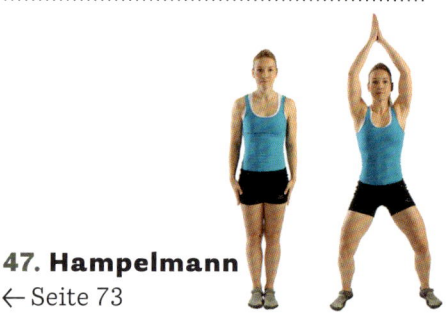

47. Hampelmann
← Seite 73

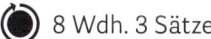 8 Wdh. 3 Sätze

 60 Sek.

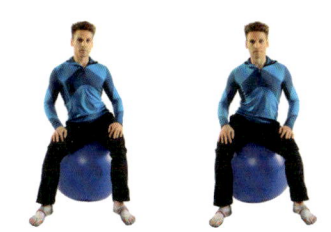

63. Hüftkreisen auf dem Ball
← Seite 91

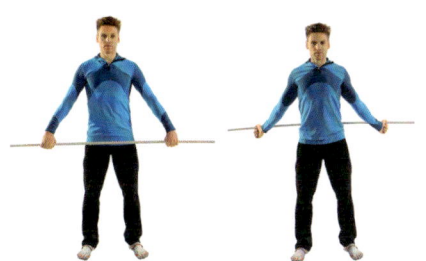

59. Passthroughs
← Seite 87

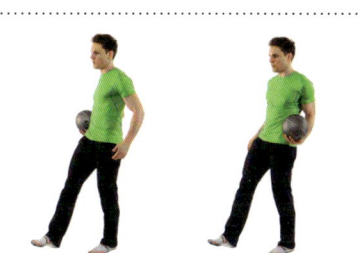

57. Ballpass im Einbeinstand
← Seite 85

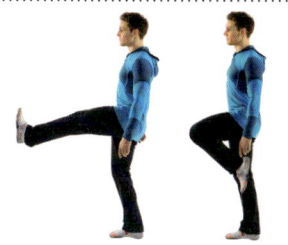

60. Beinstrecker
← Seite 88

 15 Wdh. 3 Sätze

60 Sek.

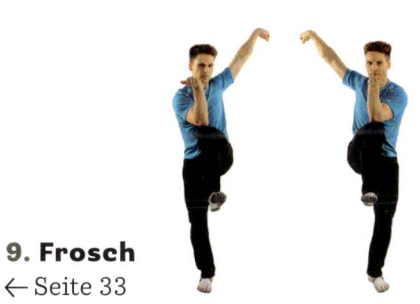

9. Frosch
← Seite 33

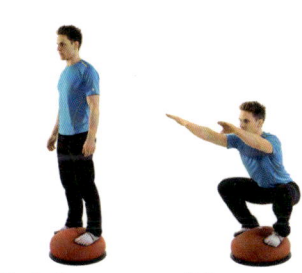

12. Kniebeuge auf Jumper
← Seite 36

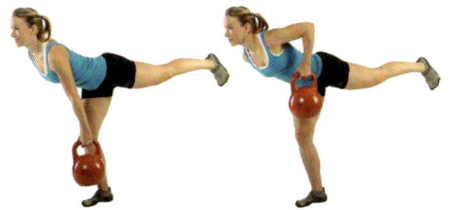

10. Rudern
← Seite 34

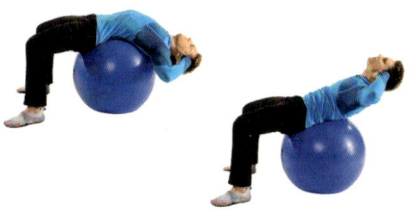

14. Crunch auf Ball
← Seite 38

 75 % max. Kraft

 10 Wdh. 3 Sätze

 3 Min.

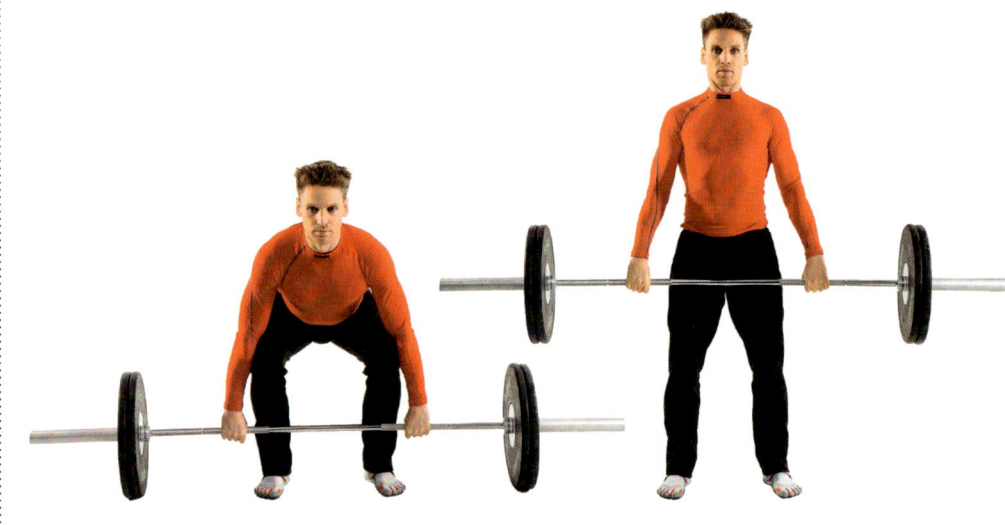

3. Kreuzheben
← Seite 25

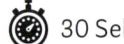 30 Sek.

 30 Sek.

 12 Min.

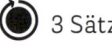 3 Sätze

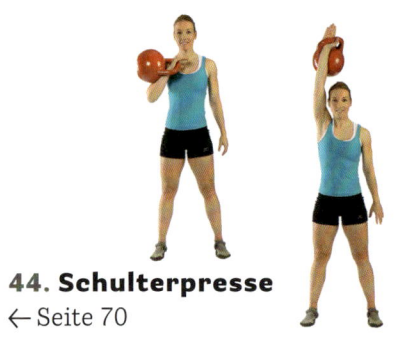

44. Schulterpresse
← Seite 70

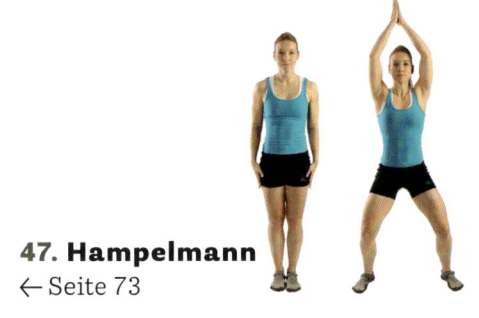

47. Hampelmann
← Seite 73

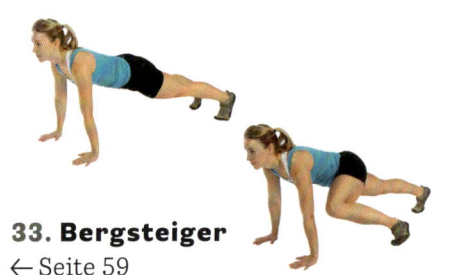

33. Bergsteiger
← Seite 59

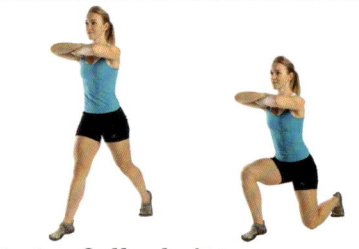

22. Ausfallschritt
← Seite 48

 8 Wdh. 3 Sätze

60 Sek.

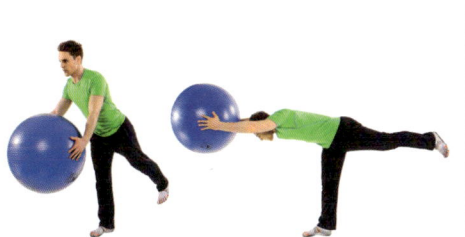

56. Standwaage mit Ball
← Seite 84

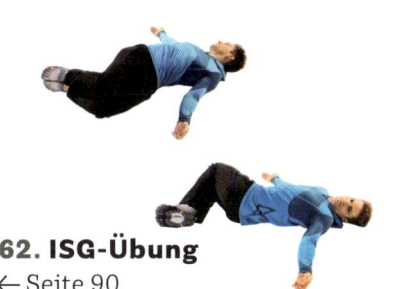

62. ISG-Übung
← Seite 90

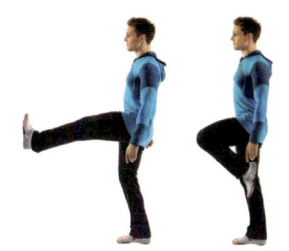

60. Beinstrecker
← Seite 88

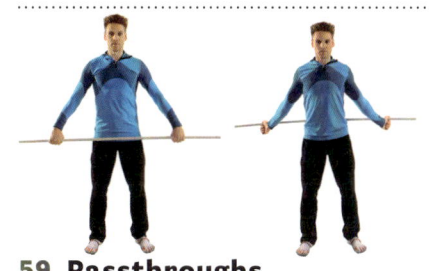

59. Passthroughs
← Seite 87

 15 Wdh. 3 Sätze

60 Sek.

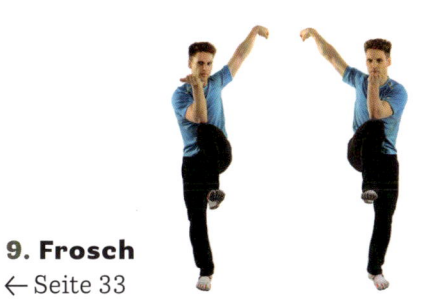

9. Frosch
← Seite 33

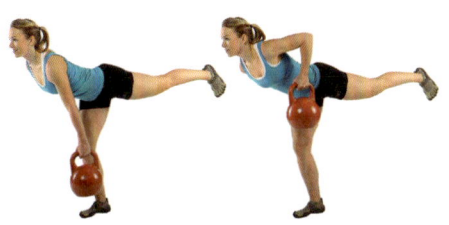

10. Rudern
← Seite 34

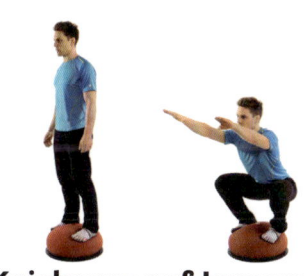

12. Kniebeuge auf Jumper
← Seite 36

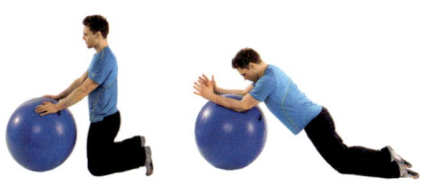

19. Namen schreiben
← Seite 43

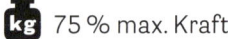 75 % max. Kraft

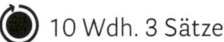 10 Wdh. 3 Sätze

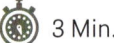 3 Min.

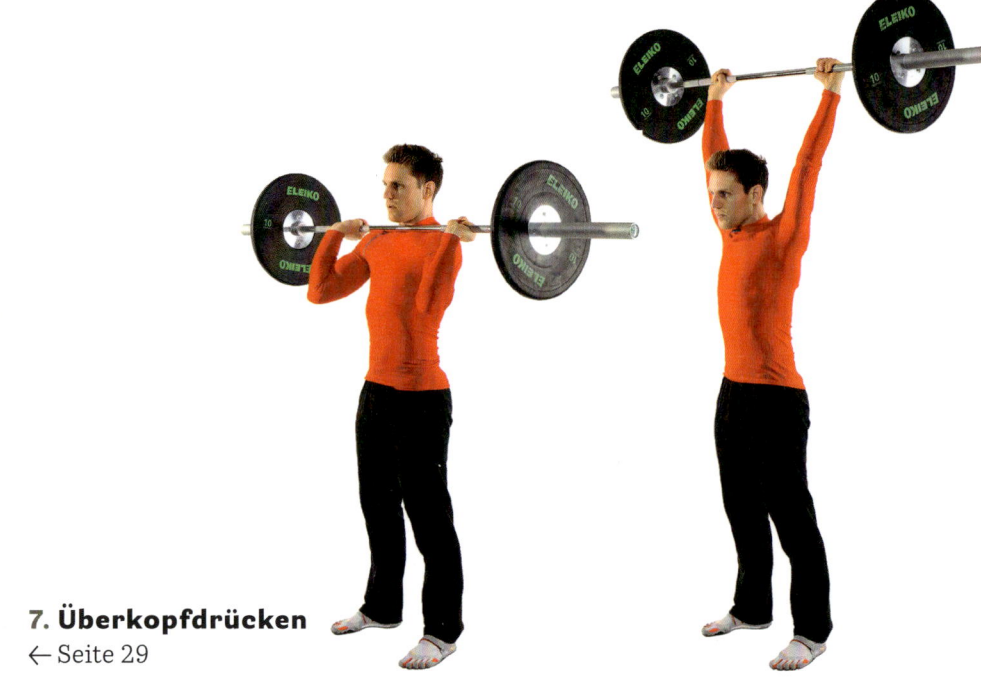

7. Überkopfdrücken
← Seite 29

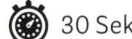 30 Sek.

30 Sek.

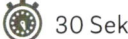 12 Min.

3 Sätze

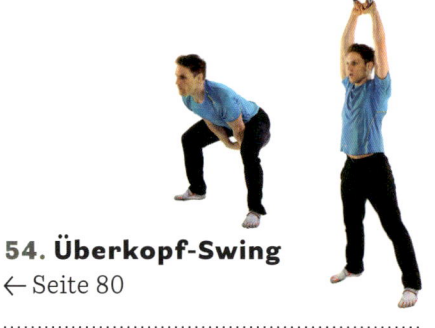

54. Überkopf-Swing
← Seite 80

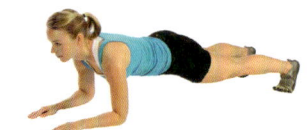

32. Planke
← Seite 58

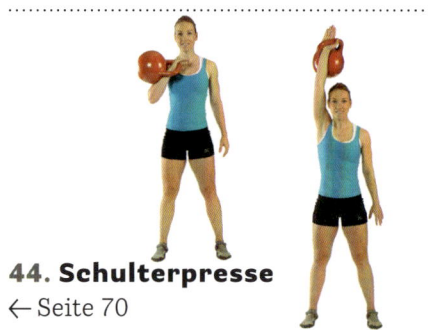

44. Schulterpresse
← Seite 70

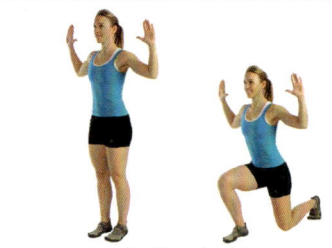

28. W-Ausfallschritt
← Seite 54

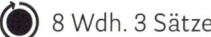 8 Wdh. 3 Sätze

 60 Sek.

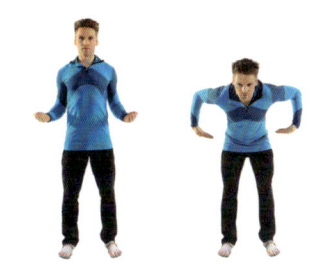

58. Teetasse servieren
← Seite 86

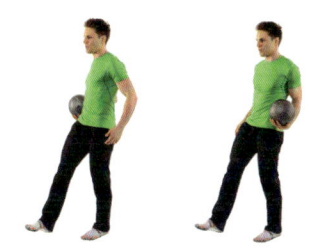

57. Ballpass im Einbeinstand
← Seite 85

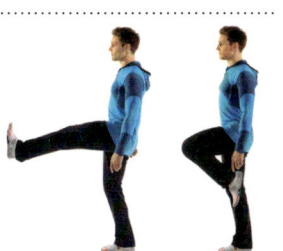

60. Beinstrecker
← Seite 88

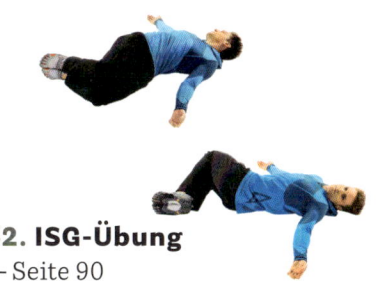

62. ISG-Übung
← Seite 90

 15 Wdh. 3 Sätze

60 Sek.

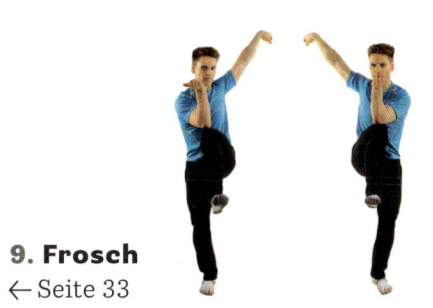

9. Frosch
← Seite 33

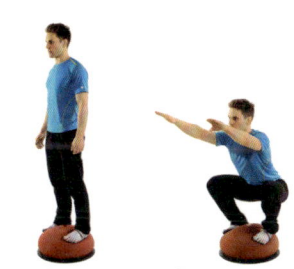

12. Kniebeuge auf Jumper
← Seite 36

10. Rudern
← Seite 34

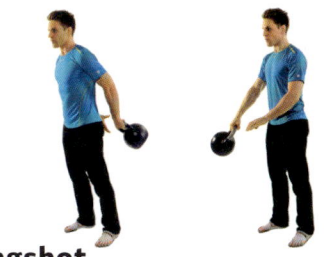

11. Slingshot
← Seite 35

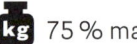 75 % max. Kraft

 12 Wdh. 3 Sätze

 3 Min.

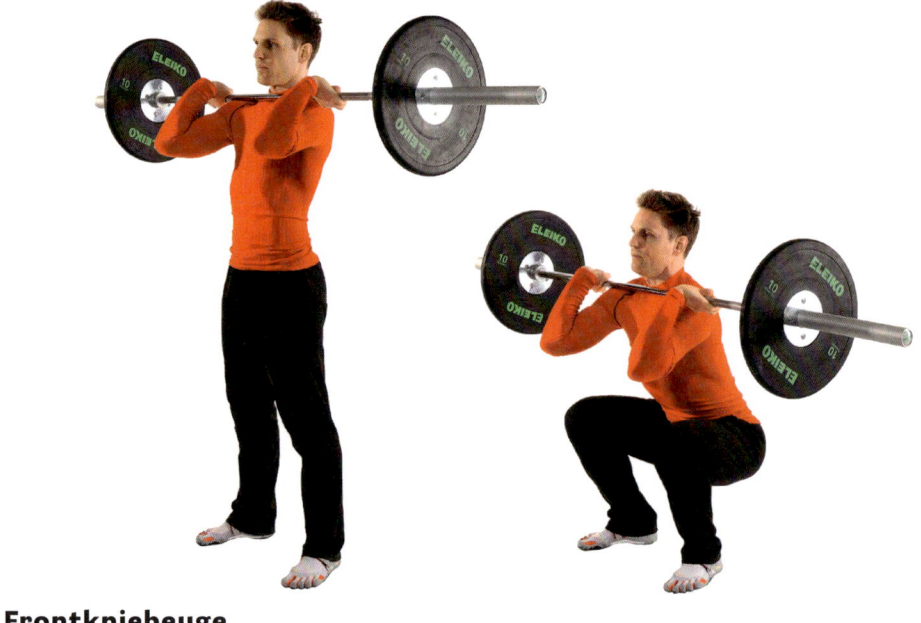

2. Frontkniebeuge
← Seite 24

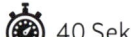 40 Sek.

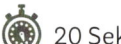 20 Sek.

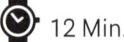 12 Min.

3 Sätze

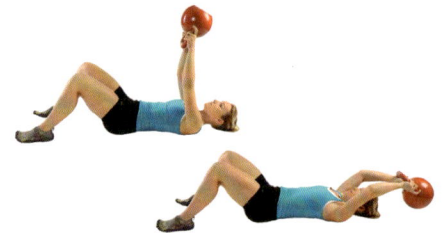

43. Überzug Kettlebell
← Seite 69

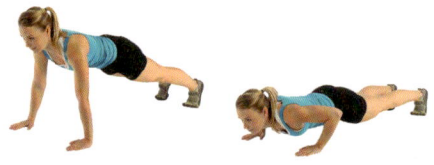

40. Liegestütz
← Seite 66

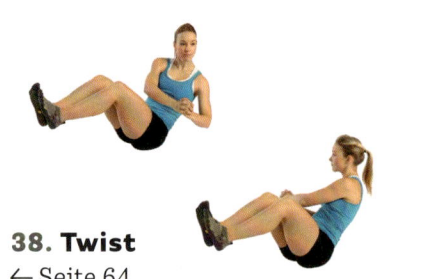

38. Twist
← Seite 64

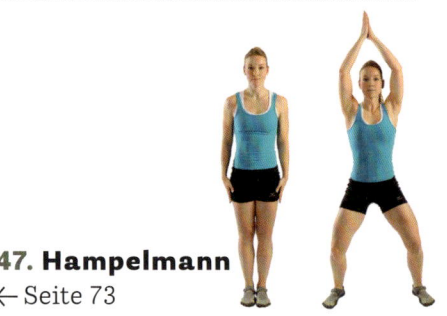

47. Hampelmann
← Seite 73

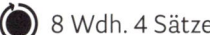 8 Wdh. 4 Sätze

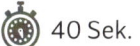 40 Sek.

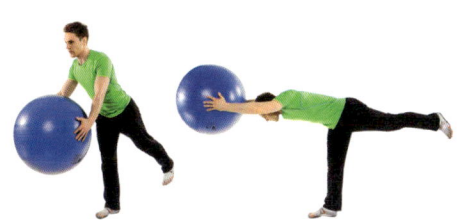

56. Standwaage mit Ball
← Seite 84

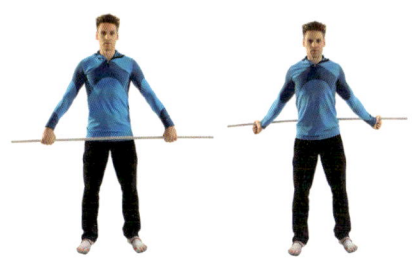

59. Passthroughs
← Seite 87

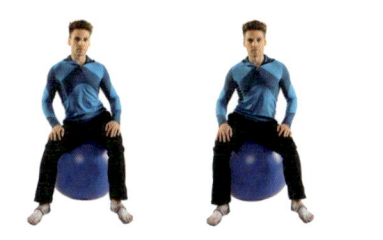

63. Hüftkreisen auf dem Ball
← Seite 91

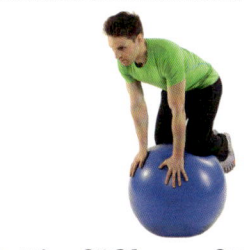

64. Vierfüßler auf Ball
← Seite 92

 15 Wdh. 3 Sätze

40 Sek. 60 Sek.

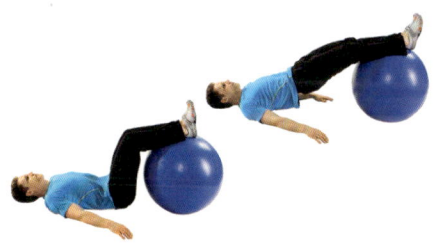

18. Brücke auf Ball
← Seite 42

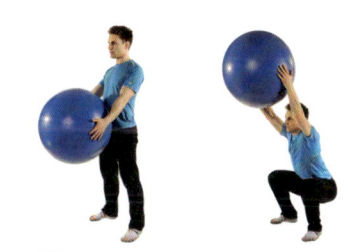

20. Überkopfkniebeuge Ball
← Seite 44

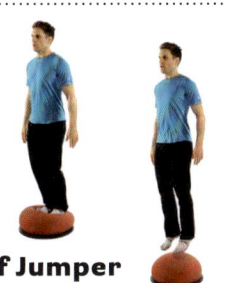

16. Hopser auf Jumper
← Seite 40

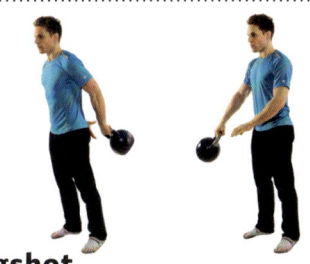

11. Slingshot
← Seite 35

 75 % max. Kraft

 12 Wdh. 3 Sätze

 3 Min.

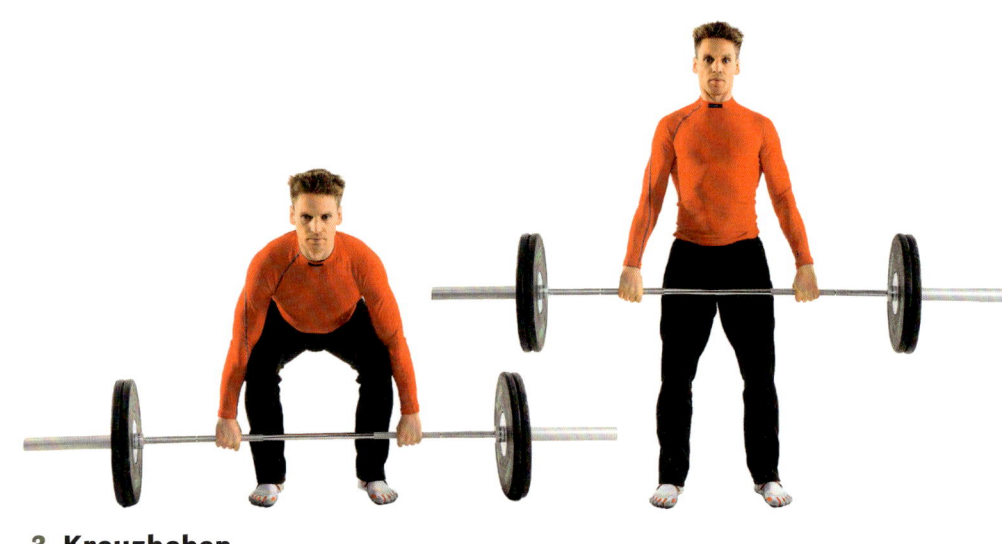

3. Kreuzheben
← Seite 25

 40 Sek.

 20 Sek.

 12 Min.

 3 Sätze

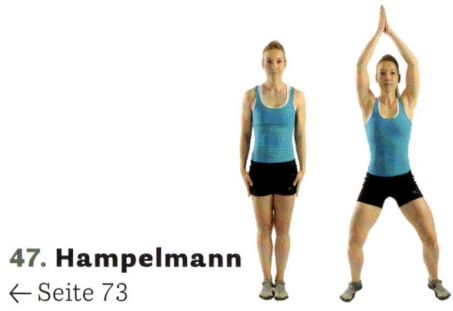

47. Hampelmann
← Seite 73

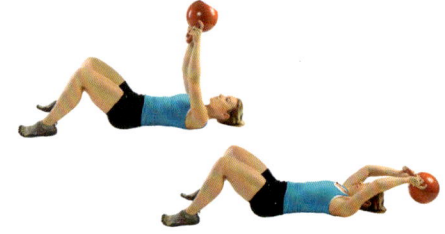

43. Überzug Kettlebell
← Seite 69

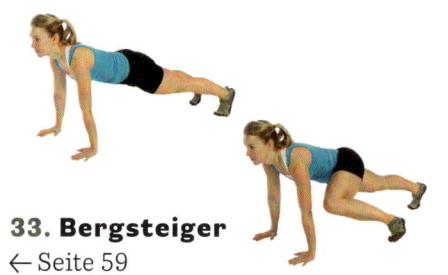

33. Bergsteiger
← Seite 59

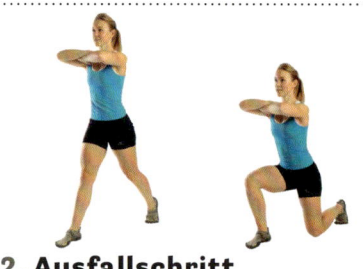

22. Ausfallschritt
← Seite 48

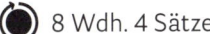 8 Wdh. 4 Sätze

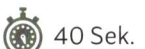 40 Sek.

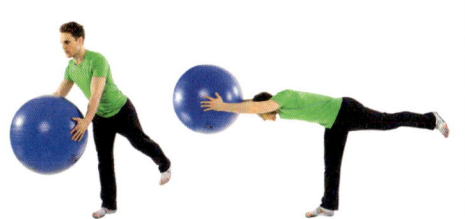

56. Standwaage mit Ball
← Seite 84

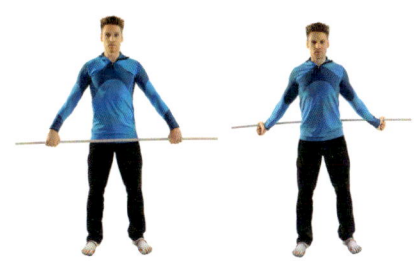

59. Passthroughs
← Seite 87

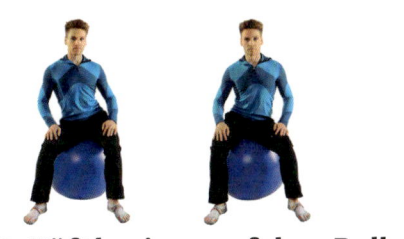

63. Hüftkreisen auf dem Ball
← Seite 91

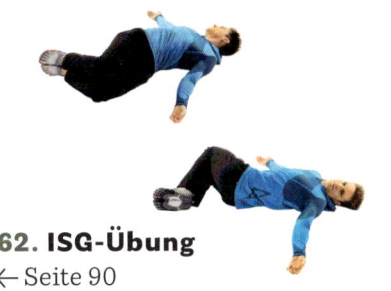

62. ISG-Übung
← Seite 90

 18 Wdh. 3 Sätze

60 Sek.

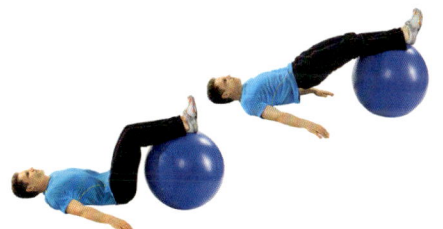

18. Brücke auf Ball
← Seite 42

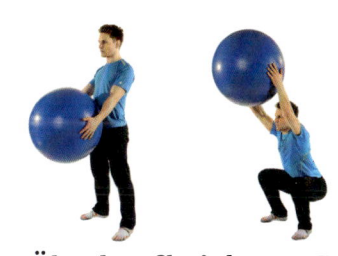

20. Überkopfkniebeuge Ball
← Seite 44

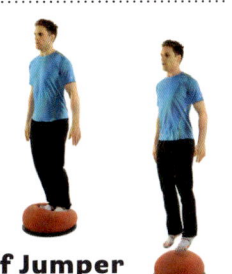

16. Hopser auf Jumper
← Seite 40

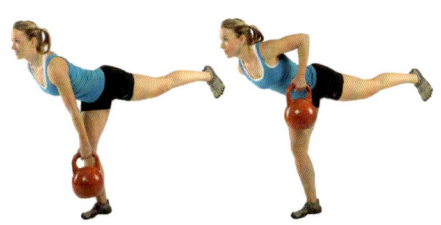

10. Rudern
← Seite 34

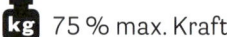 75 % max. Kraft

12 Wdh. 3 Sätze

3 Min.

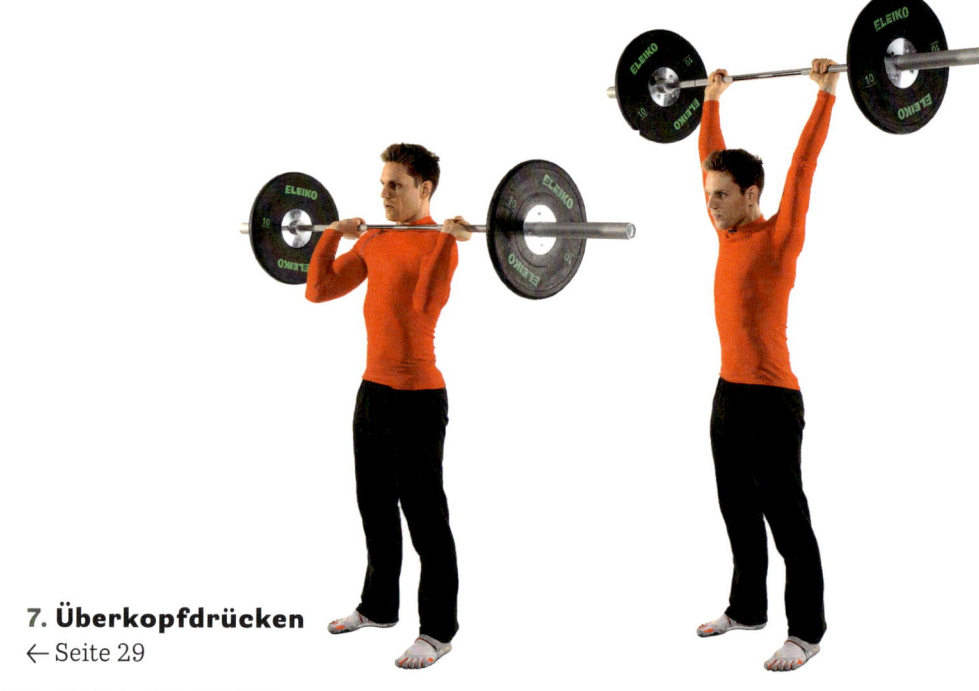

7. Überkopfdrücken
← Seite 29

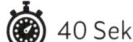 40 Sek.

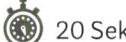 20 Sek.

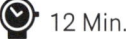 12 Min.

3 Sätze

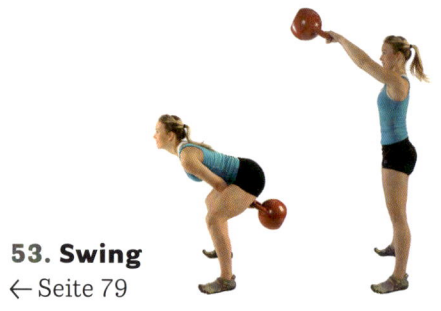

53. Swing
← Seite 79

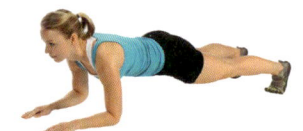

32. Planke
← Seite 58

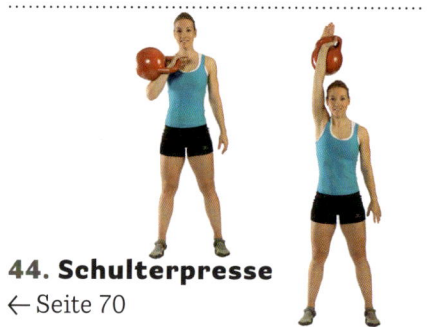

44. Schulterpresse
← Seite 70

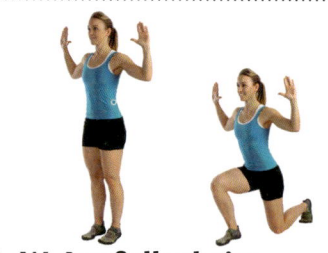

28. W-Ausfallschritt
← Seite 54

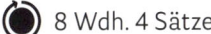 8 Wdh. 4 Sätze

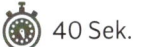 40 Sek.

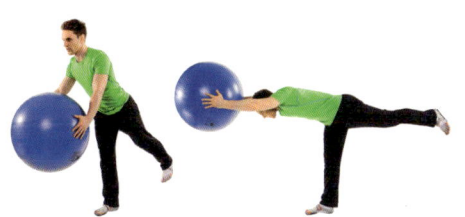

56. Standwaage mit Ball
← Seite 84

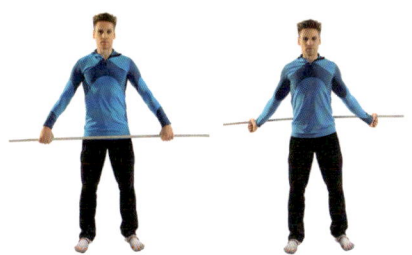

59. Passthroughs
← Seite 87

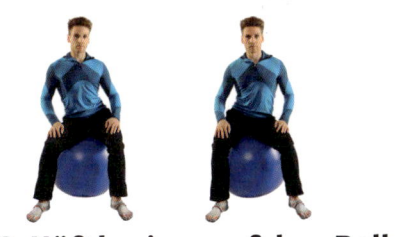

63. Hüftkreisen auf dem Ball
← Seite 91

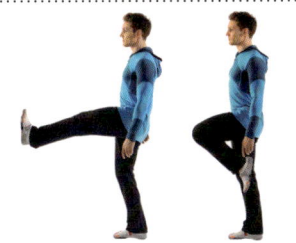

60. Beinstrecker
← Seite 88

 18 Wdh. 3 Sätze

60 Sek.

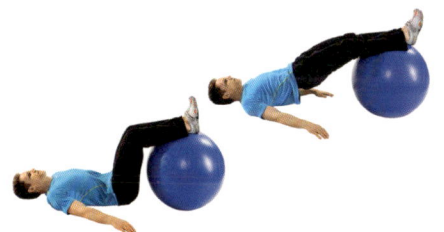

18. Brücke auf Ball
← Seite 42

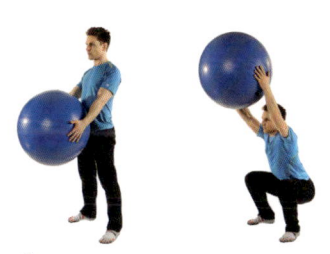

20. Überkopfkniebeuge Ball
← Seite 44

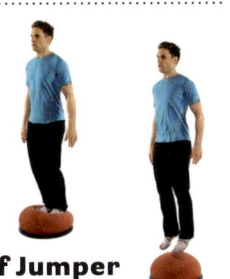

16. Hopser auf Jumper
← Seite 40

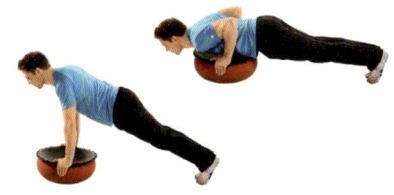

15. Liegestütz auf Jumper
← Seite 39

 kg 80 % max. Kraft

 8 Wdh. 3 Sätze

 3 Min.

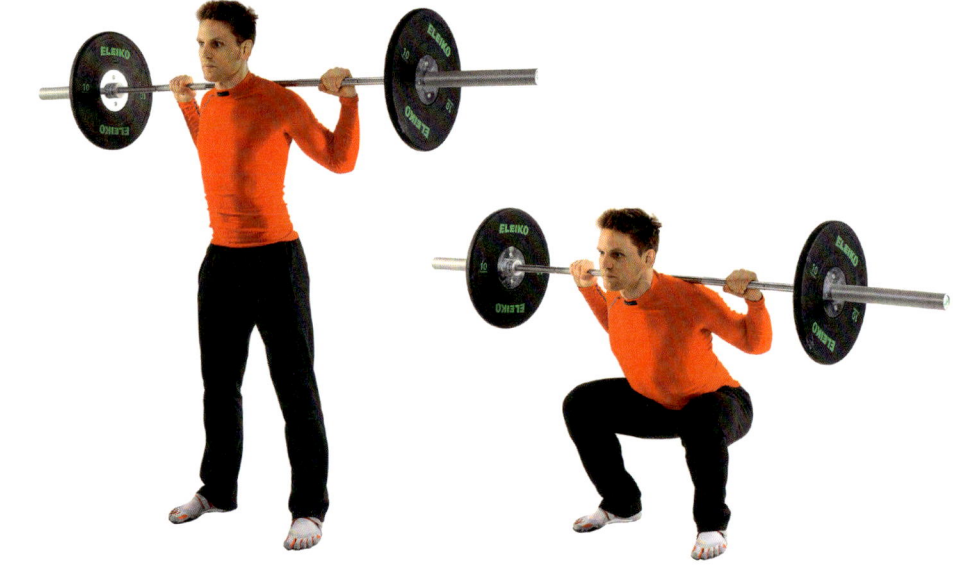

1. Kniebeuge mit Langhantel
← Seite 23

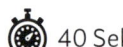 40 Sek.

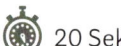 20 Sek.

 16 Min.

4 Sätze

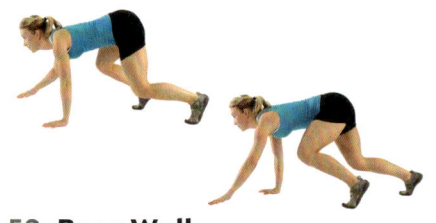

52. Bear Walk
← Seite 78

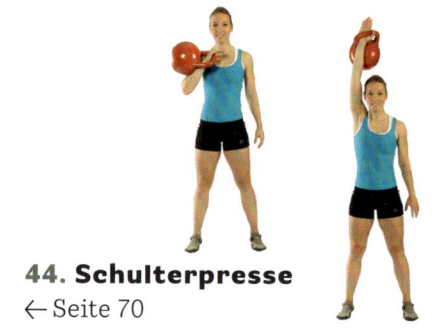

44. Schulterpresse
← Seite 70

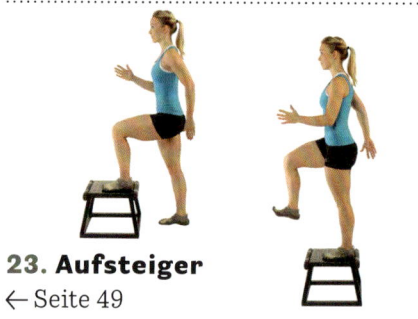

23. Aufsteiger
← Seite 49

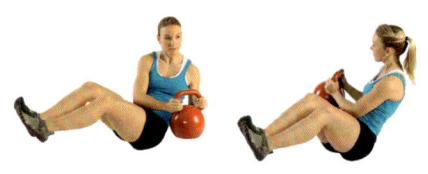

39. Twist mit Kettlebell
← Seite 65

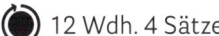 12 Wdh. 4 Sätze

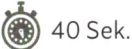 40 Sek.

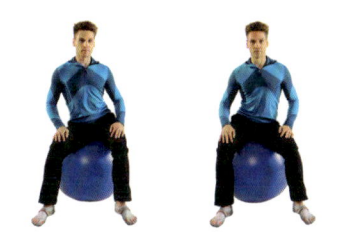

63. Hüftkreisen auf dem Ball
← Seite 91

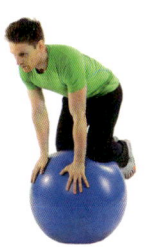

64. Vierfüßler auf Ball
← Seite 92

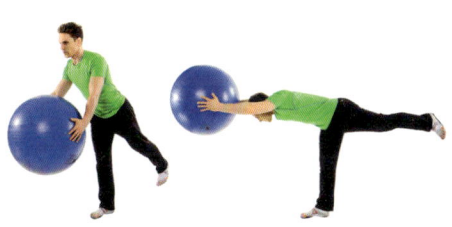

56. Standwaage mit Ball
← Seite 84

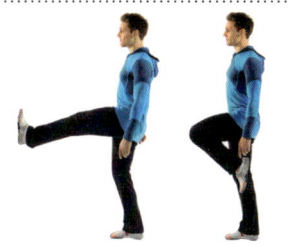

60. Beinstrecker
← Seite 88

 18 Wdh. 3 Sätze

🕐 60 Sek.

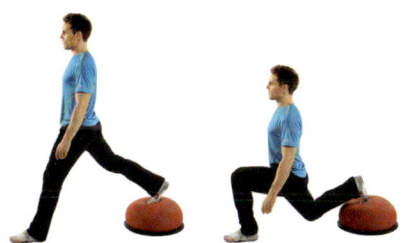

13. Teilkniebeuge auf Jumper
← Seite 37

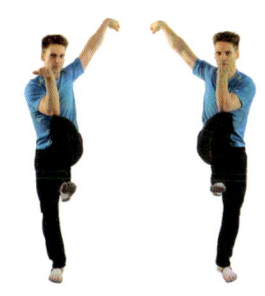

9. Frosch
← Seite 33

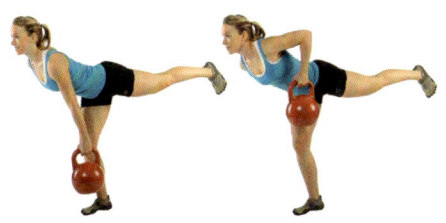

10. Rudern
← Seite 34

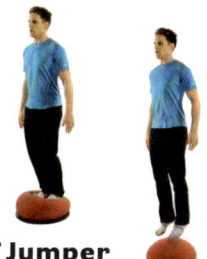

16. Hopser auf Jumper
← Seite 40

109

 80 % max. Kraft

 8 Wdh. 3 Sätze

 3 Min.

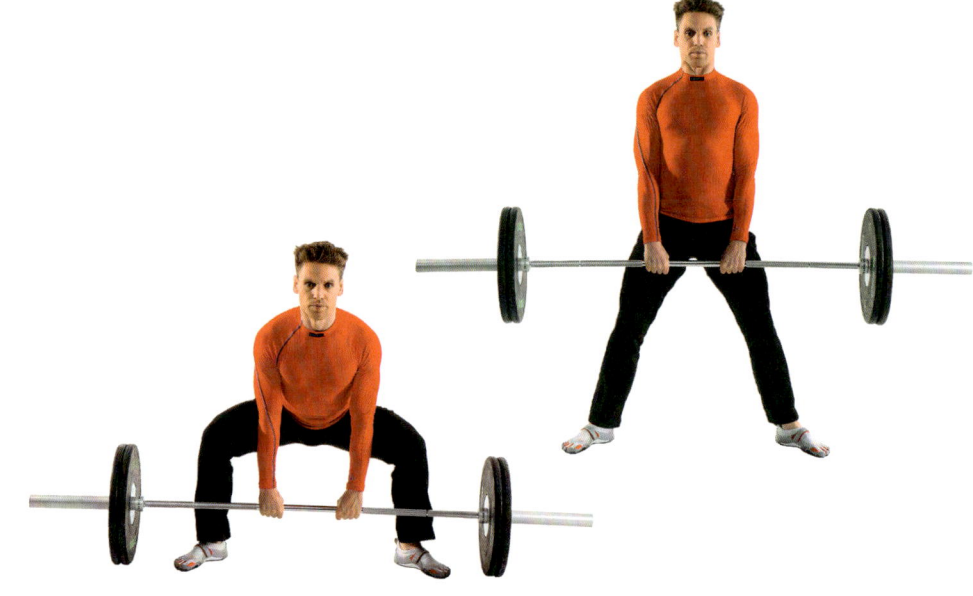

4. Sumo Kreuzheben
← Seite 26

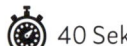 40 Sek.

 20 Sek.

 16 Min.

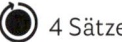 4 Sätze

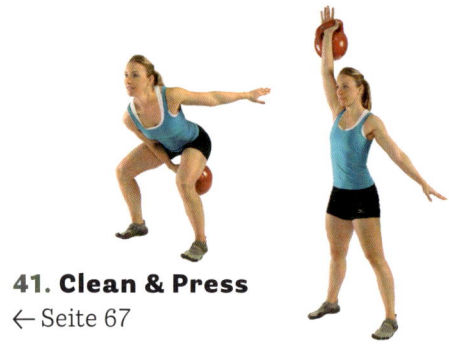

41. Clean & Press
← Seite 67

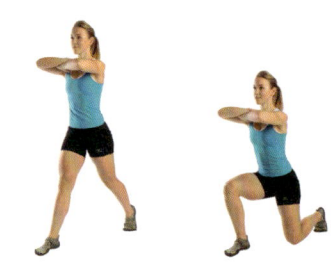

22. Ausfallschritt
← Seite 48

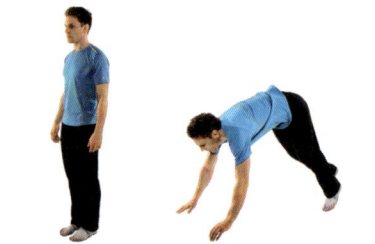

48. Sprung-Burpees
← Seite 74

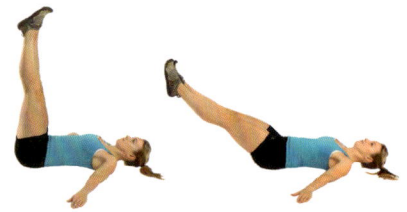

35. Beine heben
← Seite 61

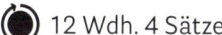 12 Wdh. 4 Sätze

 40 Sek.

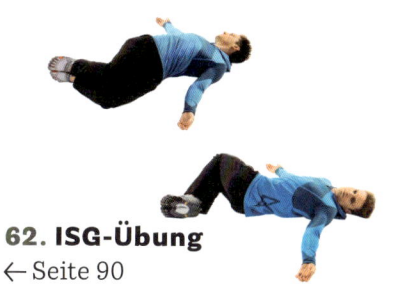

62. ISG-Übung
← Seite 90

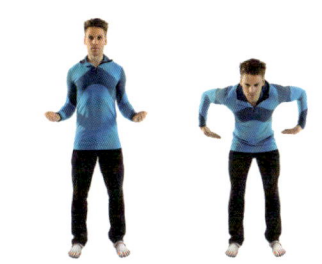

58. Teetasse servieren
← Seite 86

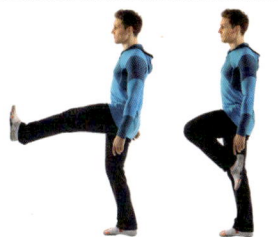

60. Beinstrecker
← Seite 88

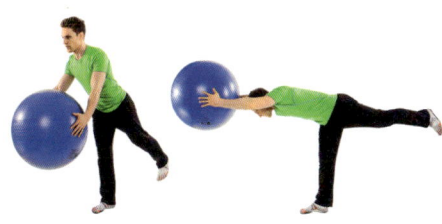

56. Standwaage mit Ball
← Seite 84

 18 Wdh. 3 Sätze

60 Sek.

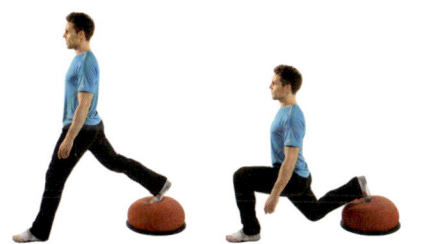

13. Teilkniebeuge auf Jumper
← Seite 37

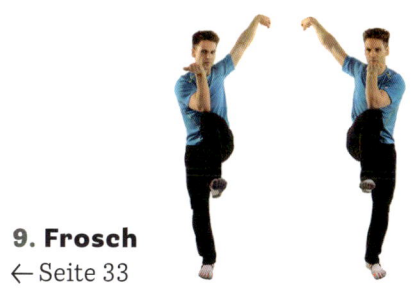

9. Frosch
← Seite 33

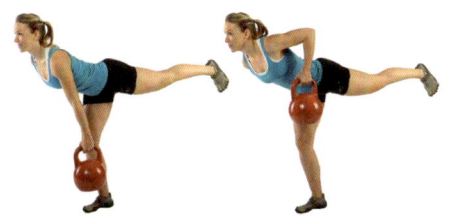

10. Rudern
← Seite 34

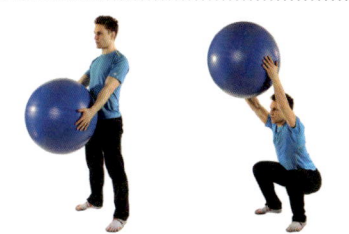

20. Überkopfkniebeuge Ball
← Seite 44

 80 % max. Kraft

 8 Wdh. 3 Sätze

 3 Min.

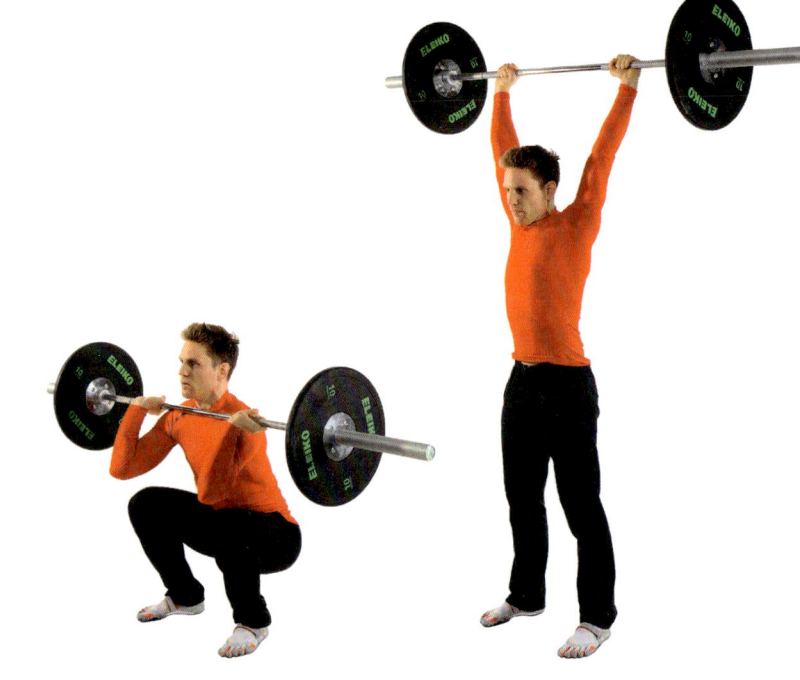

6. Thruster
← Seite 28

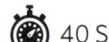 40 Sek.

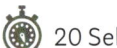 20 Sek.

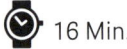 16 Min.

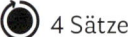 4 Sätze

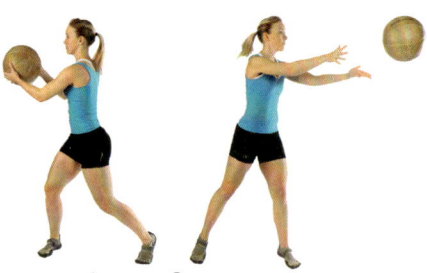

34. Seitwurf
← Seite 60

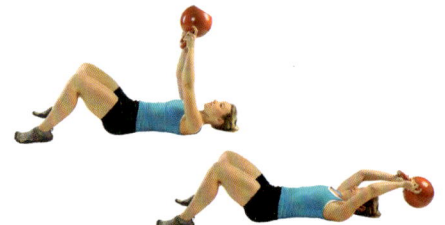

43. Überzug Kettlebell
← Seite 69

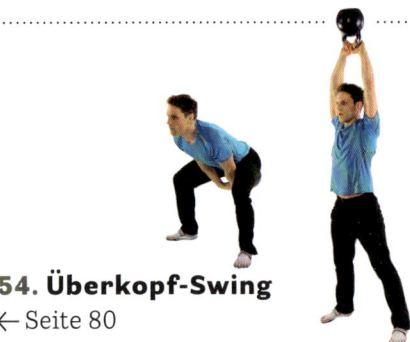

54. Überkopf-Swing
← Seite 80

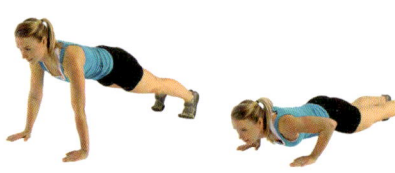

40. Liegestütz
← Seite 66

112

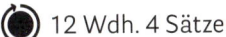 12 Wdh. 4 Sätze

 40 Sek.

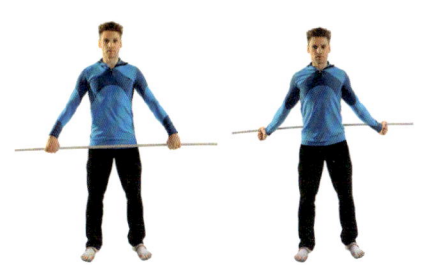

59. Passthroughs
← Seite 87

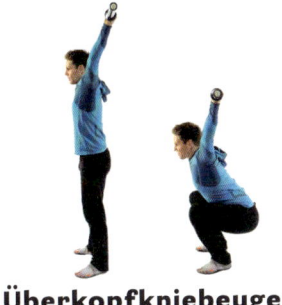

61. Überkopfkniebeuge
← Seite 89

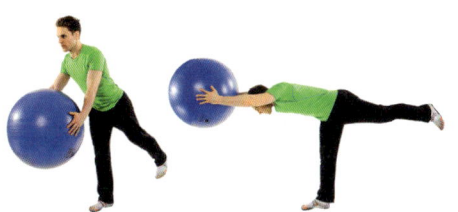

56. Standwaage mit Ball
← Seite 84

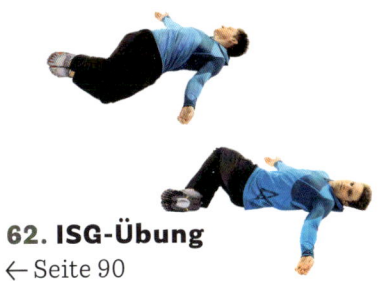

62. ISG-Übung
← Seite 90

 18 Wdh. 3 Sätze

40 Sek.

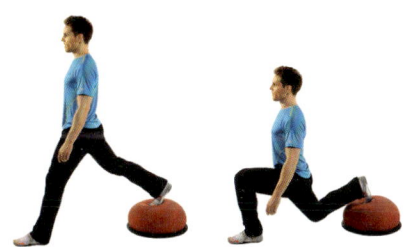

13. Teilkniebeuge auf Jumper
← Seite 37

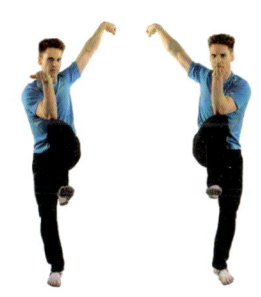

9. Frosch
← Seite 33

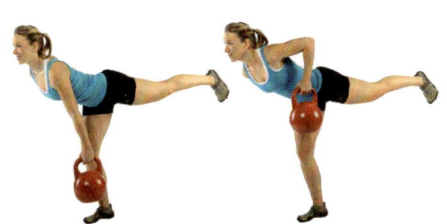

10. Rudern
← Seite 34

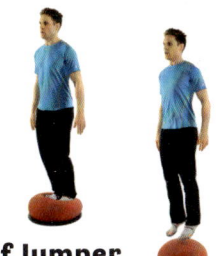

16. Hopser auf Jumper
← Seite 40

113

 80 % max. Kraft

 8 Wdh. 3 Sätze

 2 Min.

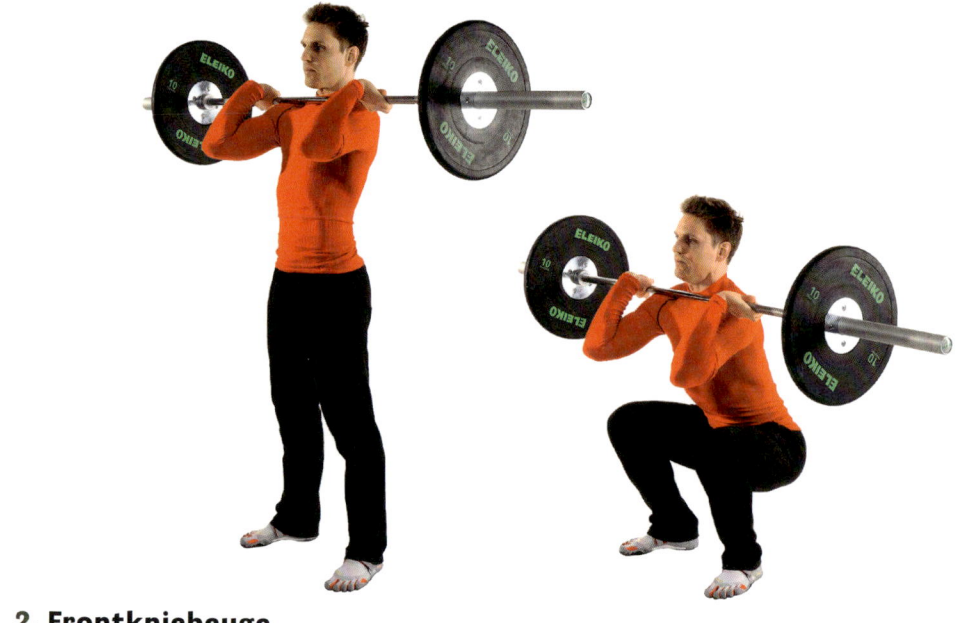

2. Frontkniebeuge
← Seite 24

 45 Sek.

 15 Sek.

 16 Min.

 4 Sätze

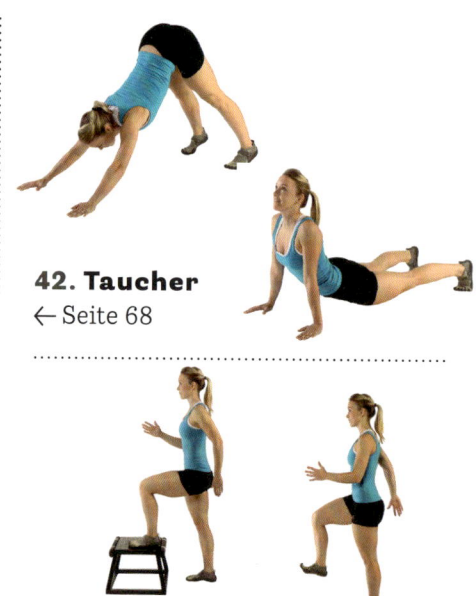

42. Taucher
← Seite 68

23. Aufsteiger
← Seite 49

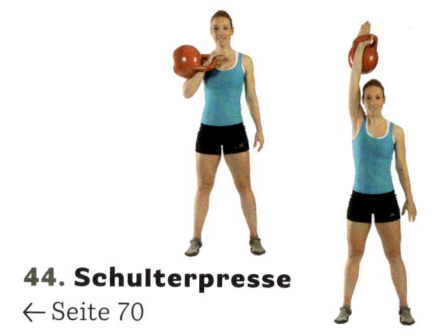

44. Schulterpresse
← Seite 70

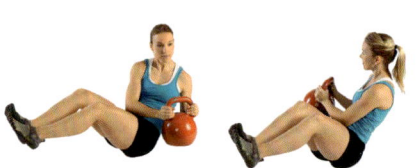

39. Twist mit Kettlebell
← Seite 65

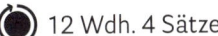 12 Wdh. 4 Sätze

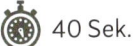 40 Sek.

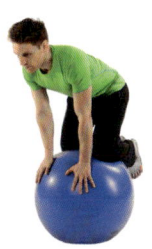

64. Vierfüßler auf Ball
← Seite 92

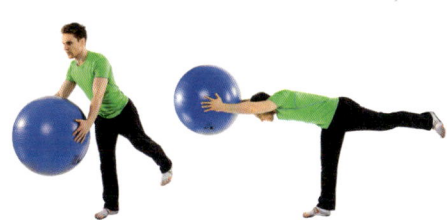

56. Standwaage
← Seite 84

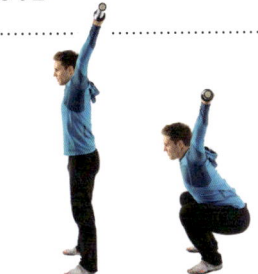

61. Überkopfkniebeuge
← Seite 89

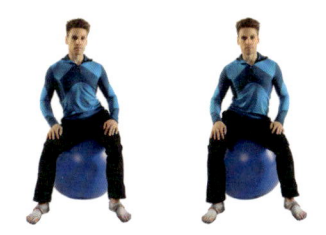

63. Hüftkreisen auf dem Ball
← Seite 91

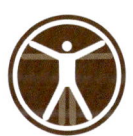

 18 Wdh. 3 Sätze

40 Sek.

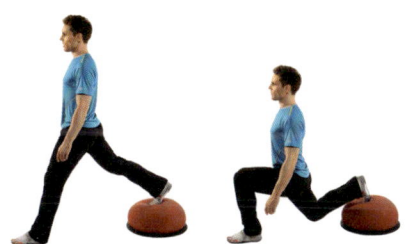

13. Teilkniebeuge auf Jumper
← Seite 37

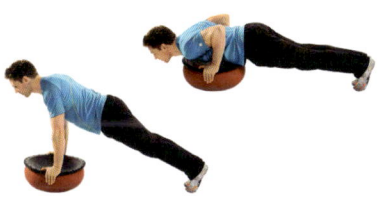

15. Liegestütz auf Jumper
← Seite 39

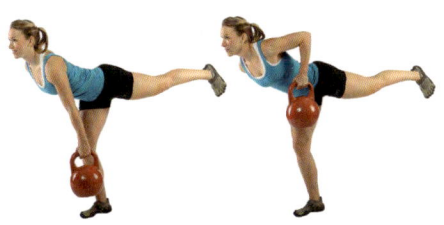

10. Rudern
← Seite 34

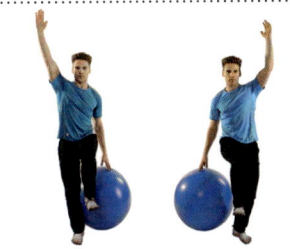

17. Delfin
← Seite 41

 80 % max. Kraft

 8 Wdh. 3 Sätze

 2 Min.

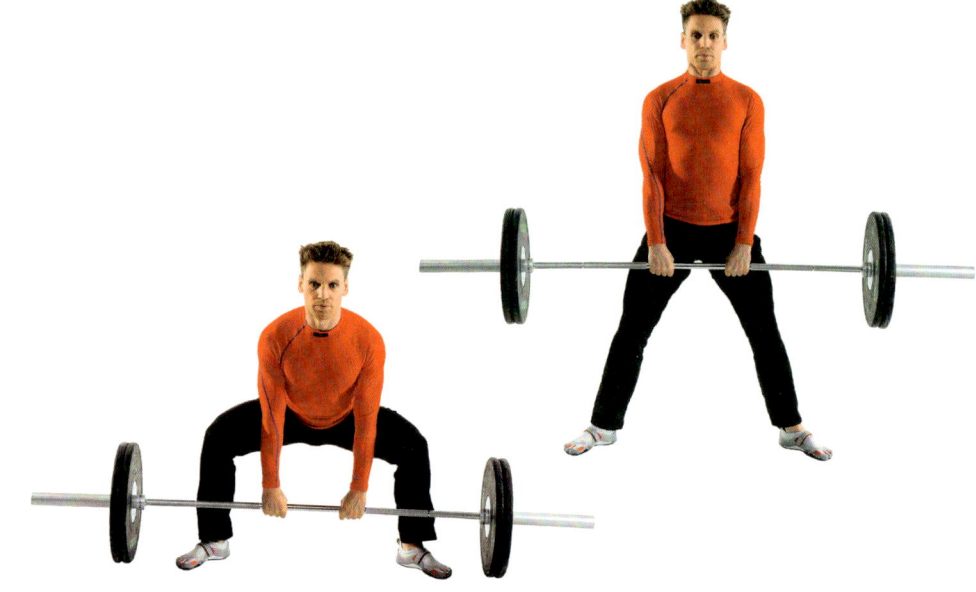

4. Sumo Kreuzheben
← Seite 26

 45 Sek.

 15 Sek.

 16 Min.

 4 Sätze

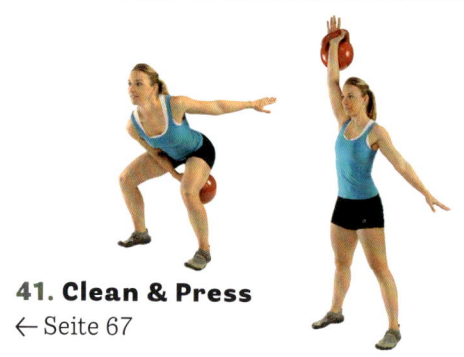

41. Clean & Press
← Seite 67

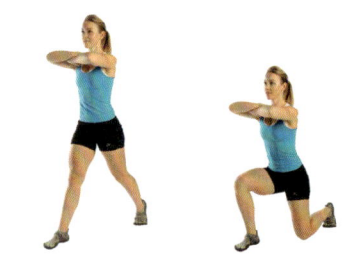

22. Ausfallschritt
← Seite 48

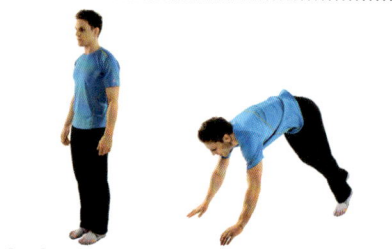

48. Sprung-Burpees
← Seite 74

31. Knieheben
← Seite 57

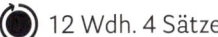 12 Wdh. 4 Sätze

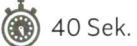 40 Sek.

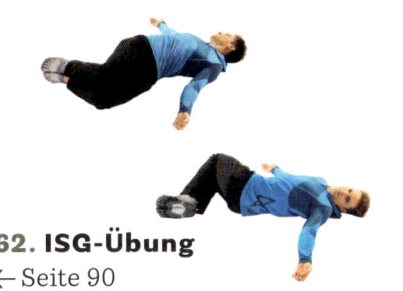

62. ISG-Übung
← Seite 90

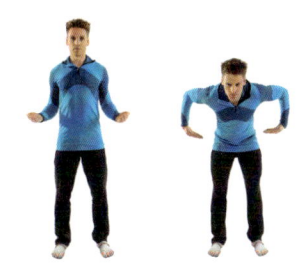

58. Teetasse servieren
← Seite 86

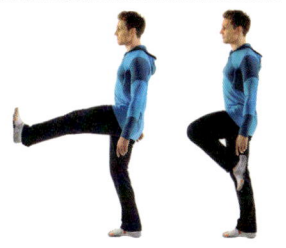

60. Beinstrecker
← Seite 88

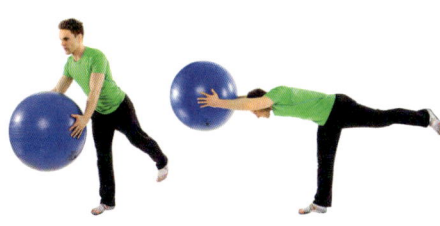

56. Srandwaage mit Ball
← Seite 84

 18 Wdh. 3 Sätze

40 Sek.

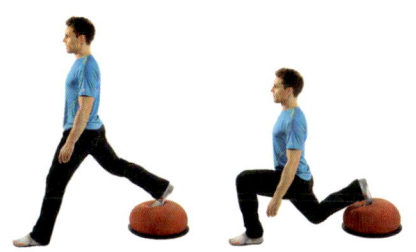

13. Teilkniebeuge auf Jumper
← Seite 37

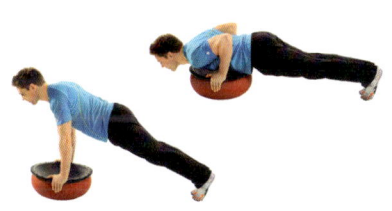

15. Liegestütz auf Jumper
← Seite 39

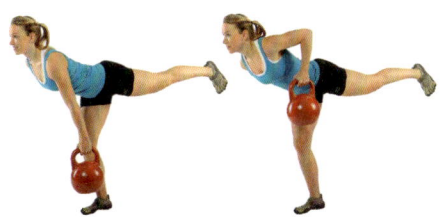

10. Rudern
← Seite 34

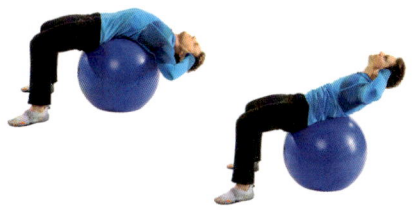

14. Crunch auf Ball
← Seite 38

 80 % max. Kraft

 8 Wdh. 3 Sätze

 2 Min.

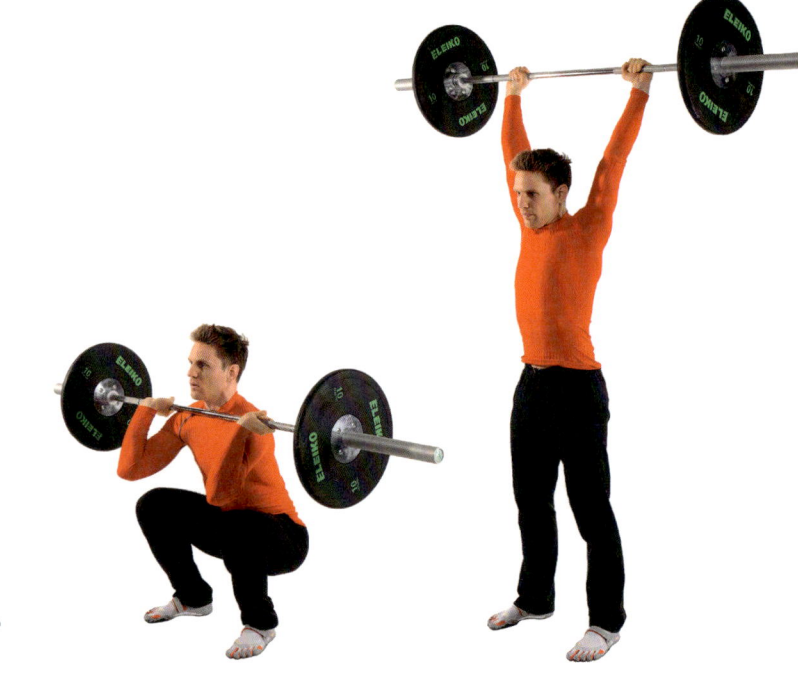

6. Thruster
← Seite 28

 45 Sek.

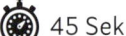 15 Sek.

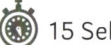 16 Min.

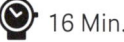 4 Sätze

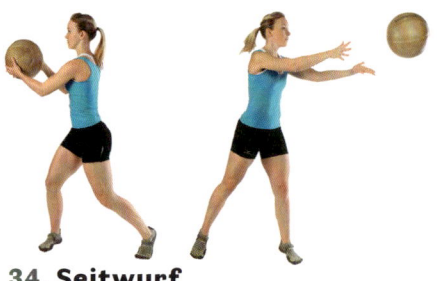

34. Seitwurf
← Seite 60

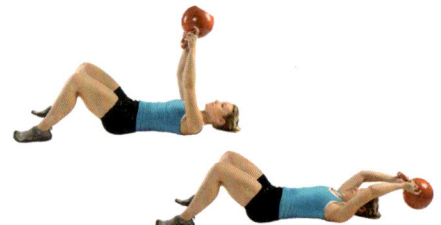

43. Überzug Kettlebell
← Seite 69

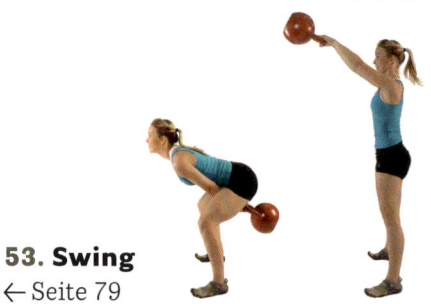

53. Swing
← Seite 79

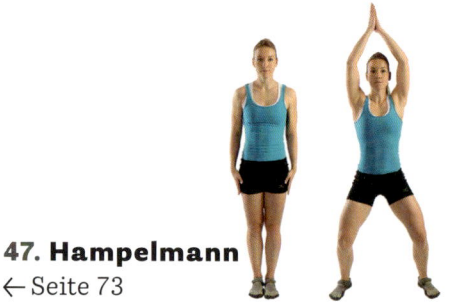

47. Hampelmann
← Seite 73

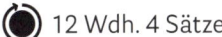 12 Wdh. 4 Sätze

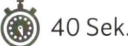 40 Sek.

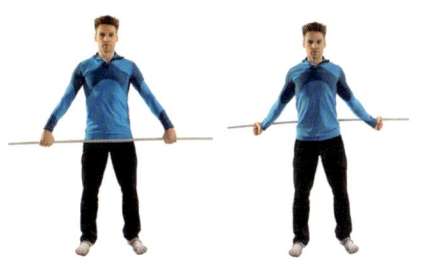

59. Passthroughs
← Seite 87

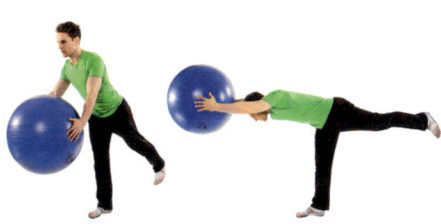

56. Standwaage mit Ball
← Seite 84

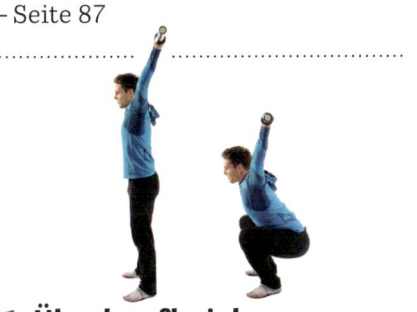

61. Überkopfkniebeuge
← Seite 89

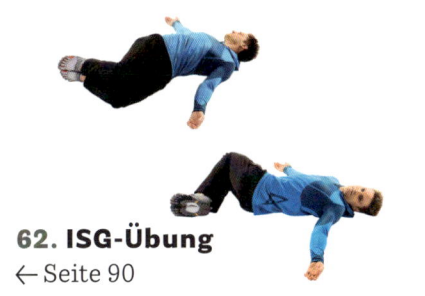

62. ISG-Übung
← Seite 90

 18 Wdh. 3 Sätze

40 Sek.

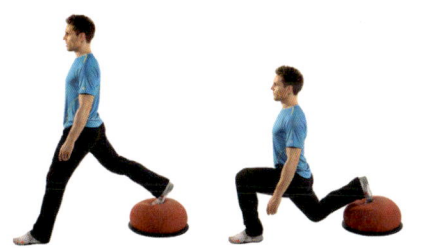

13. Teilkniebeuge auf Jumper
← Seite 37

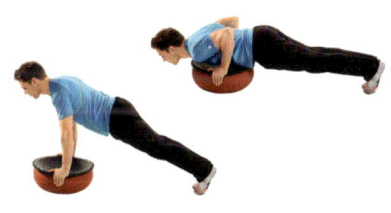

15. Liegestütz auf Jumper
← Seite 39

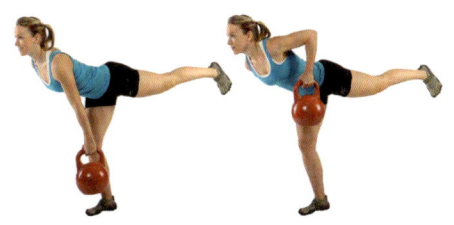

10. Rudern
← Seite 34

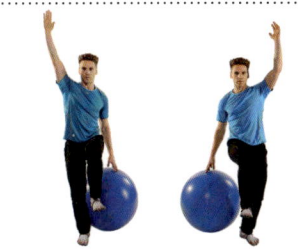

17. Delfin
← Seite 41

119

 85 % max. Kraft

 5 Wdh. 4 Sätze

 2 Min.

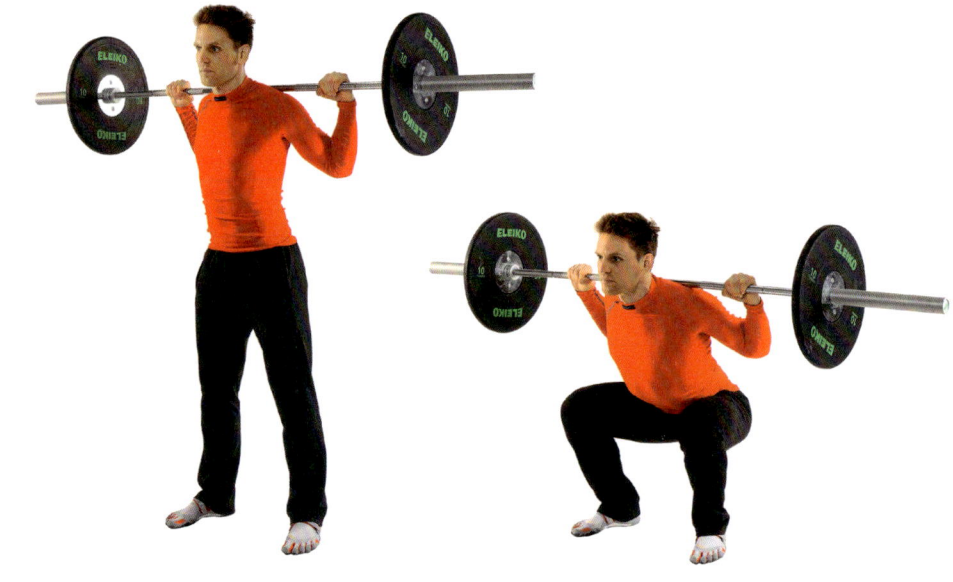

1. Kniebeuge mit Langhantel
← Seite 23

 45 Sek.

 15 Sek.

 16 Min.

 4 Sätze

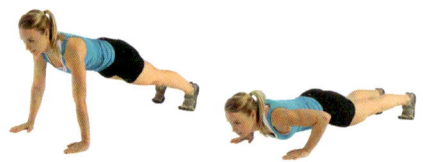

40. Liegestütz
← Seite 66

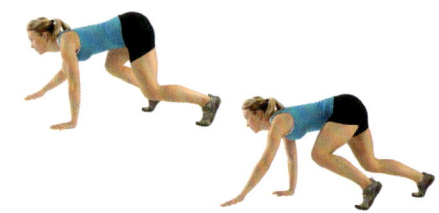

52. Bear Walk
← Seite 78

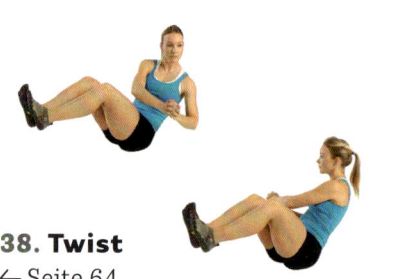

38. Twist
← Seite 64

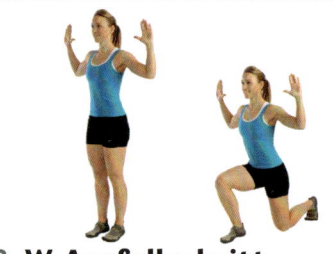

28. W-Ausfallschritt
← Seite 54

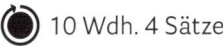
10 Wdh. 4 Sätze

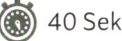
40 Sek.

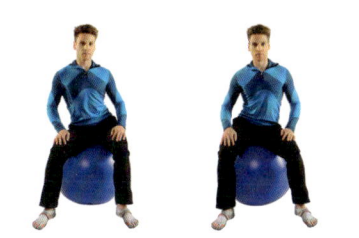

63. Hüftkreisen auf dem Ball
← Seite 91

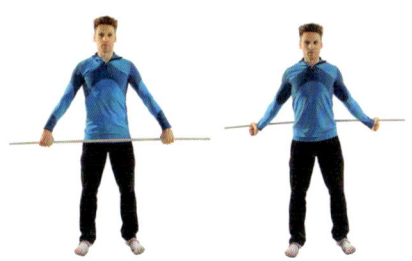

59. Passthroughs
← Seite 87

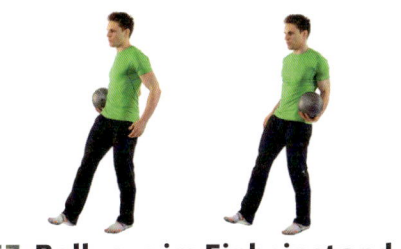

57. Ballpass im Einbeinstand
← Seite 85

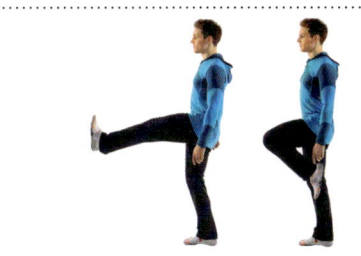

60. Beinstrecker
← Seite 88

20 Wdh. 3 Sätze

40 Sek.

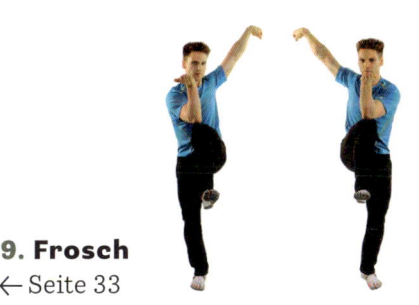

9. Frosch
← Seite 33

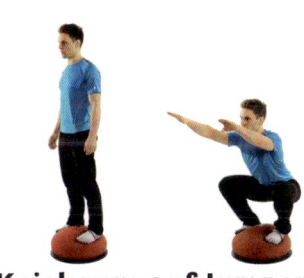

12. Kniebeuge auf Jumper
← Seite 36

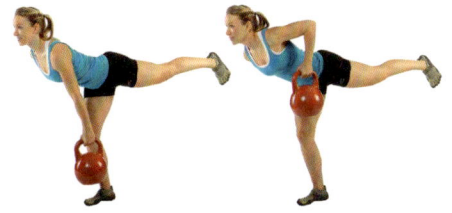

10. Rudern
← Seite 34

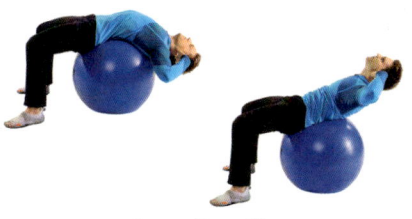

14. Crunch auf Ball
← Seite 38

 85 % max. Kraft

 5 Wdh. 4 Sätze

 2 Min.

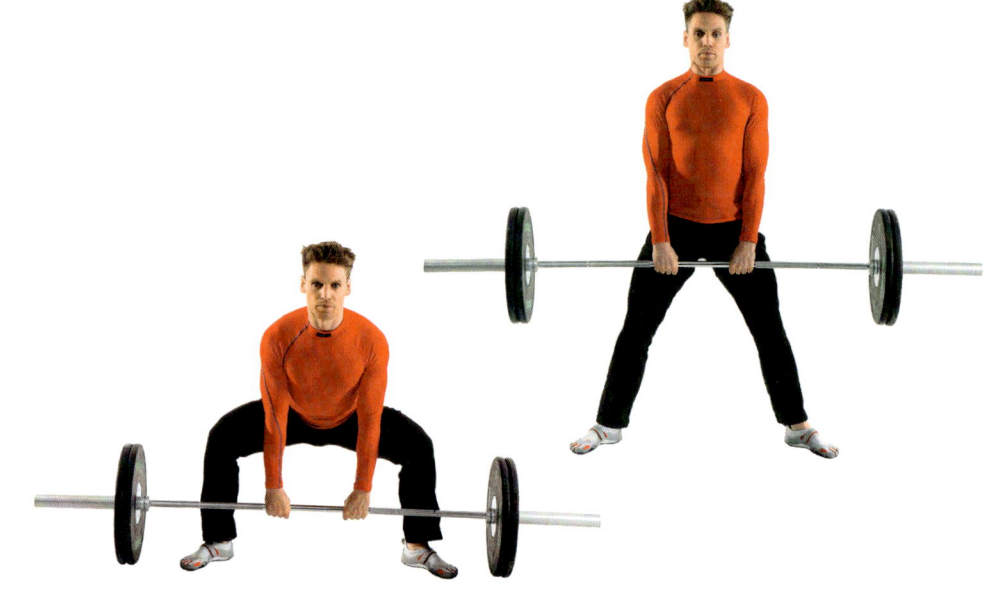

4. Sumo Kreuzheben
← Seite 26

 45 Sek.

 15 Sek.

 16 Min.

 4 Sätze

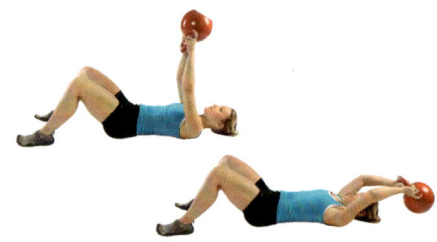

43. Überzug Kettlebell
← Seite 69

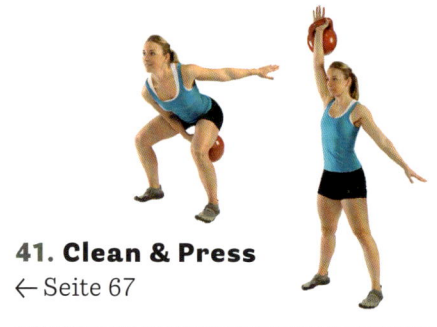

41. Clean & Press
← Seite 67

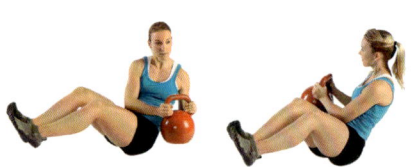

39. Twist mit Kettlebell
← Seite 65

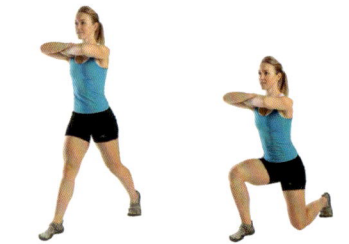

22. Ausfallschritt
← Seite 48

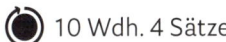 10 Wdh. 4 Sätze

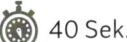 40 Sek.

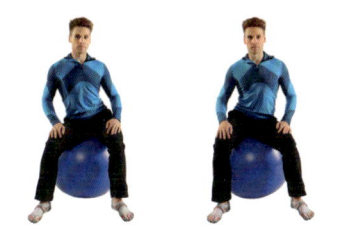

63. Hüftkreisen auf dem Ball
← Seite 91

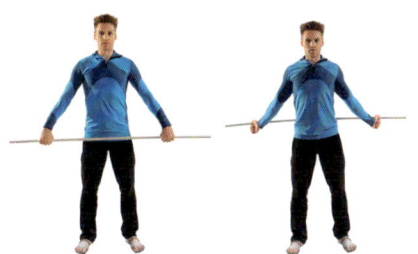

59. Passthroughs
← Seite 87

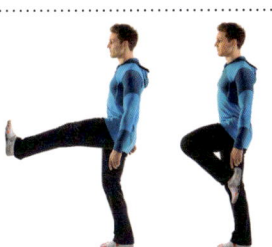

60. Beinstrecker
← Seite 88

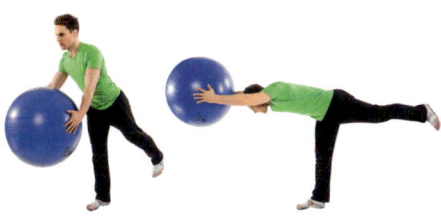

56. Standwaage mit Ball
← Seite 84

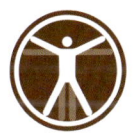

 20 Wdh. 3 Sätze

40 Sek.

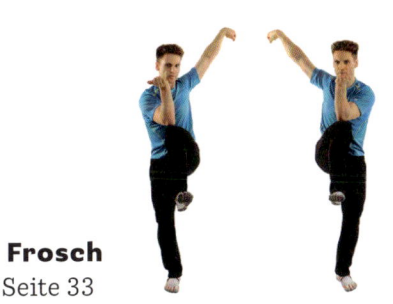

9. Frosch
← Seite 33

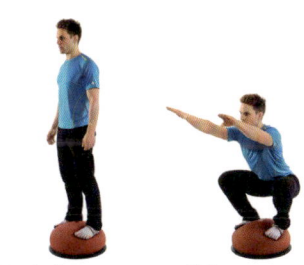

12. Kniebeuge auf Jumper
← Seite 36

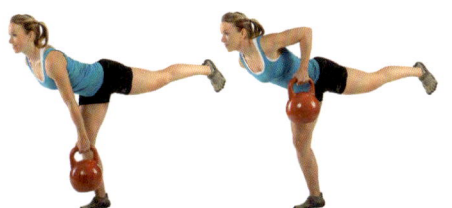

10. Rudern
← Seite 34

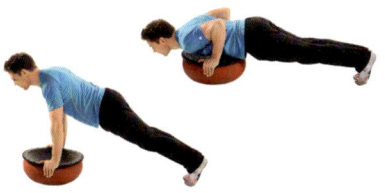

15. Liegestütz auf Jumper
← Seite 39

 85 % max. Kraft

 5 Wdh. 4 Sätze

 2 Min.

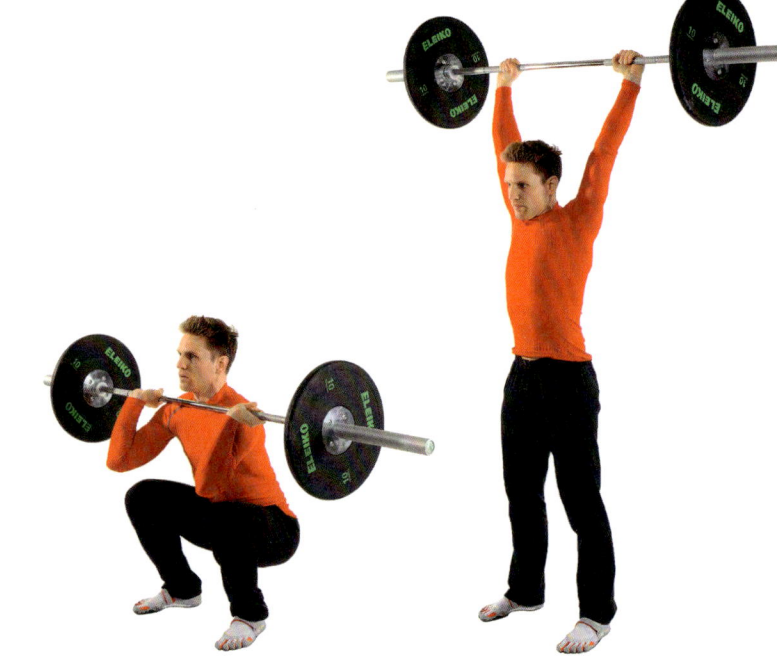

6. Thruster
← Seite 28

 45 Sek.

 15 Sek.

 16 Min.

 4 Sätze

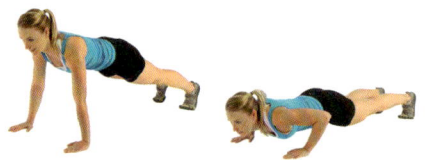

40. Liegestütz
← Seite 66

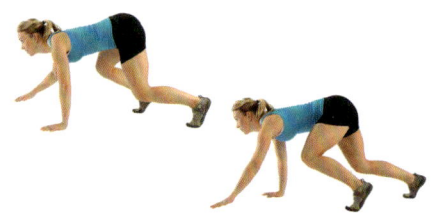

52. Bear Walk
← Seite 78

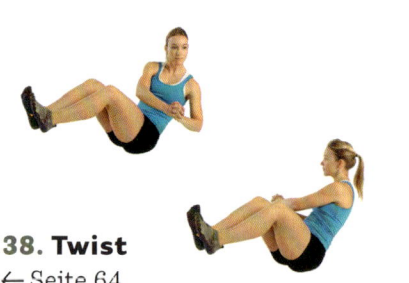

38. Twist
← Seite 64

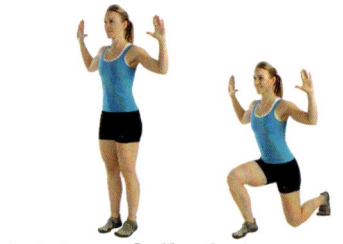

28. W-Ausfallschritt
← Seite 54

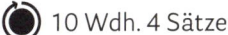 10 Wdh. 4 Sätze

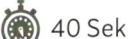 40 Sek.

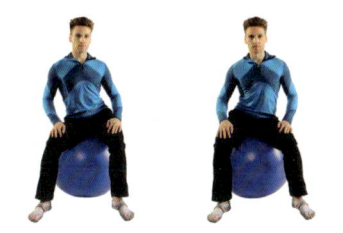

63. Hüftkreisen auf dem Ball
← Seite 91

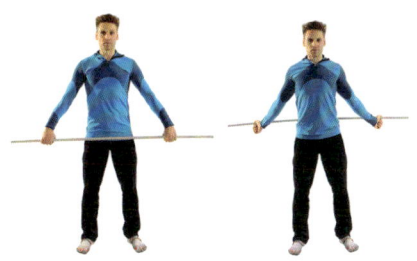

59. Passthroughs
← Seite 87

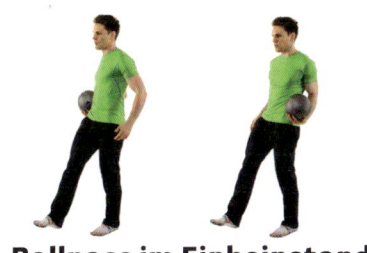

57. Ballpass im Einbeinstand
← Seite 85

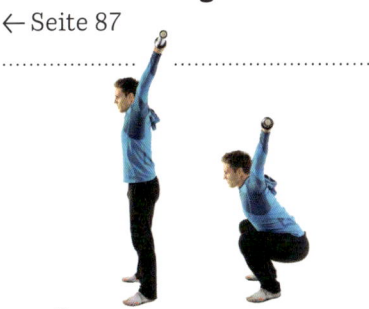

61. Überkopfkniebeuge
← Seite 89

 20 Wdh. 3 Sätze

40 Sek.

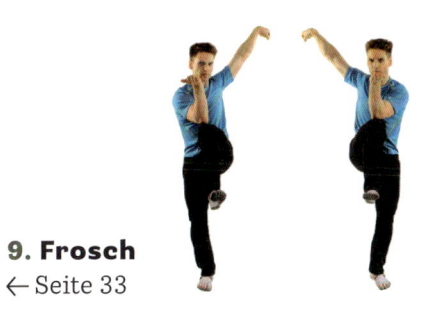

9. Frosch
← Seite 33

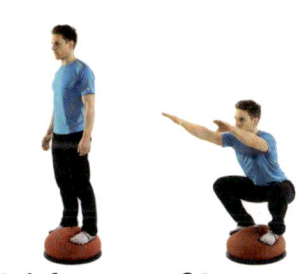

12. Kniebeuge auf Jumper
← Seite 36

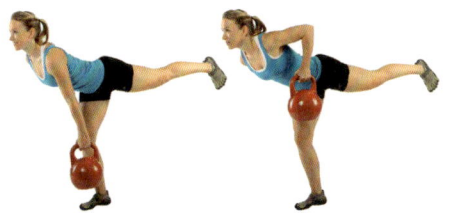

10. Rudern
← Seite 34

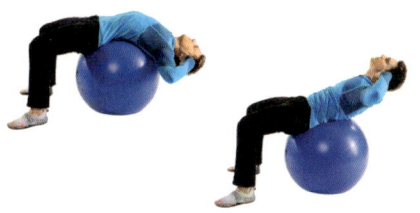

14. Crunch auf Ball
← Seite 38

 85 % max. Kraft

 6 Wdh. 4 Sätze

 2 Min.

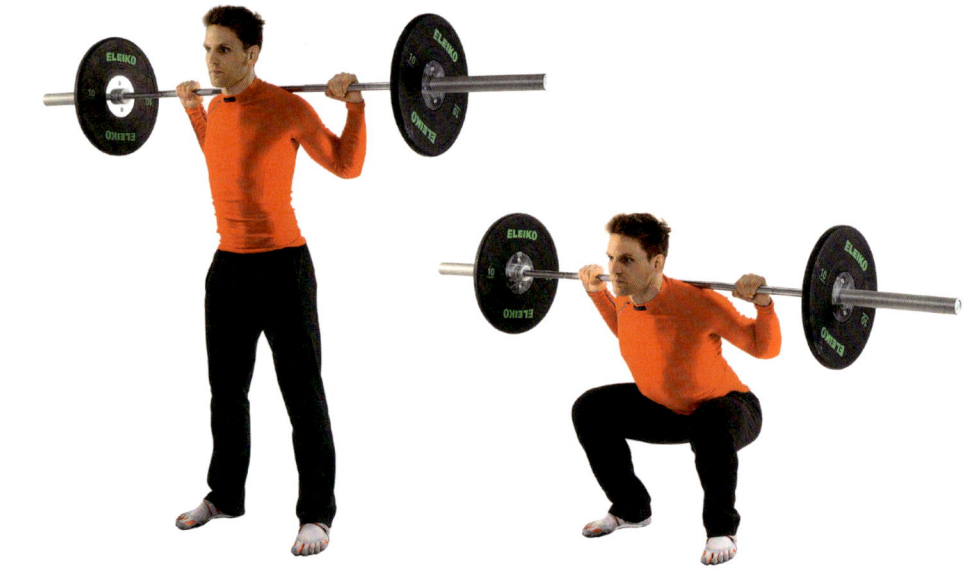

1. Kniebeuge mit Langhantel
← Seite 23

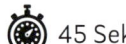 45 Sek.

 15 Sek.

 20 Min.

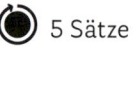 5 Sätze

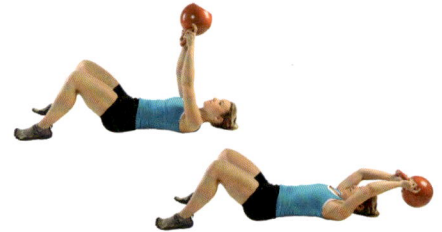

43. Überzug Kettlebell
← Seite 69

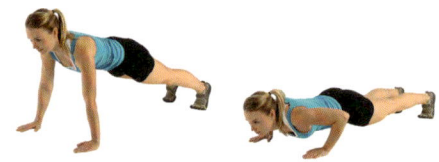

40. Liegestütz
← Seite 66

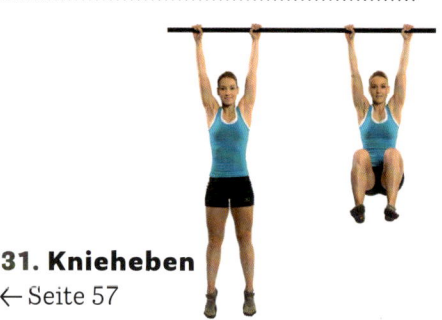

31. Knieheben
← Seite 57

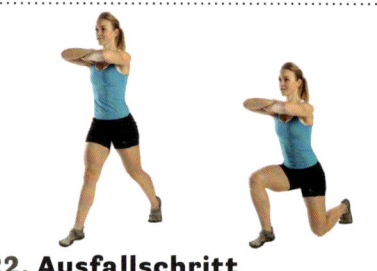

22. Ausfallschritt
← Seite 48

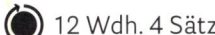 12 Wdh. 4 Sätze

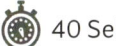 40 Sek.

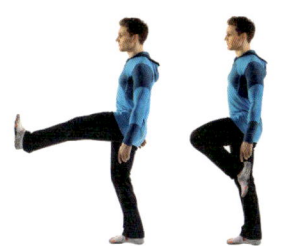

60. Beinstrecker
← Seite 88

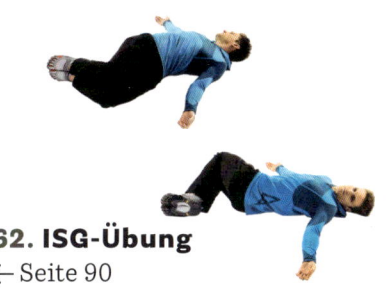

62. ISG-Übung
← Seite 90

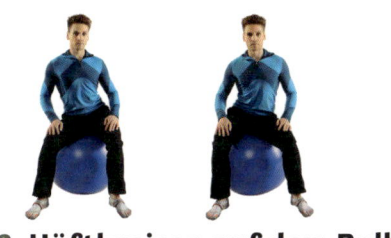

63. Hüftkreisen auf dem Ball
← Seite 91

59. Passthroughs
← Seite 87

 20 Wdh. 4 Sätze

40 Sek.

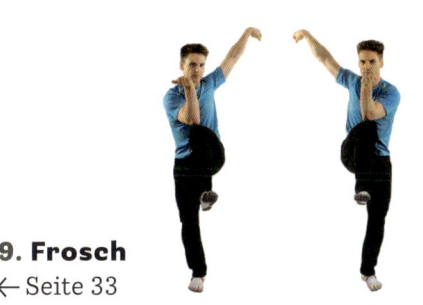

9. Frosch
← Seite 33

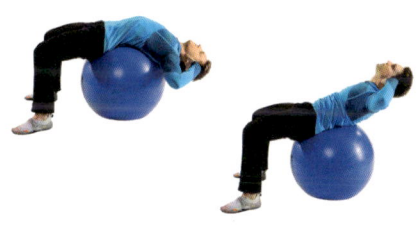

14. Crunch auf Ball
← Seite 38

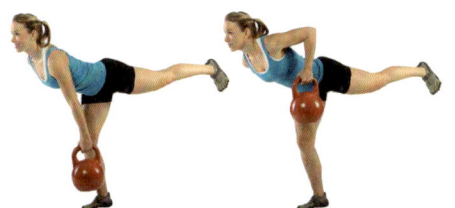

10. Rudern
← Seite 34

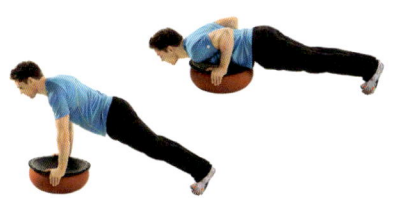

15. Liegestütz auf Jumper
← Seite 39

 85 % max. Kraft

 6 Wdh. 4 Sätze

 2 Min.

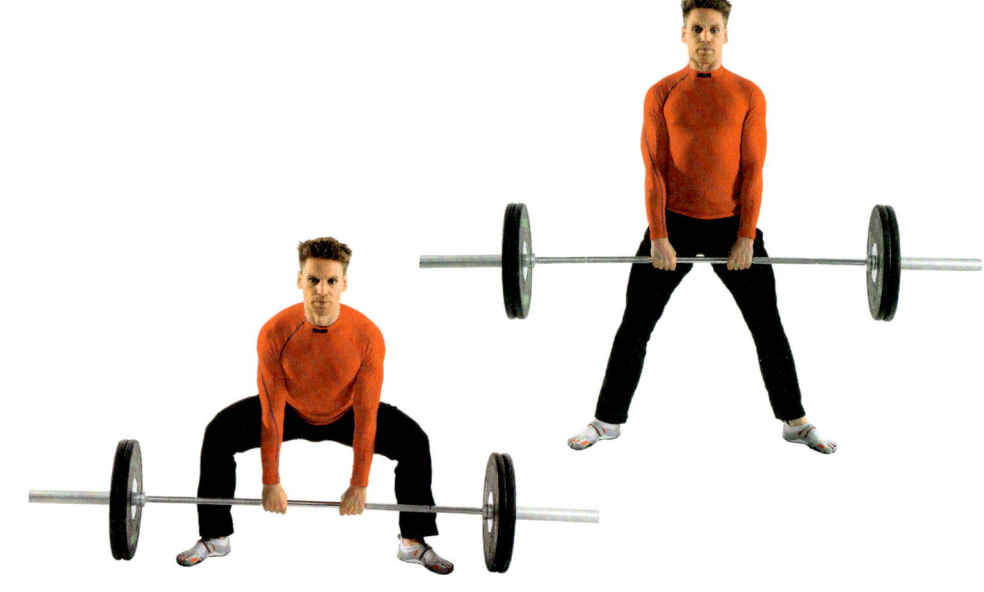

4. Sumo Kreuzheben
← Seite 26

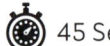 45 Sek.

 15 Sek.

 20 Min.

 5 Sätze

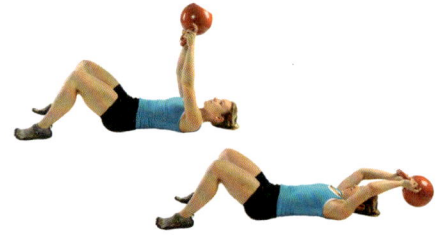

43. Überzug Kettlebell
← Seite 69

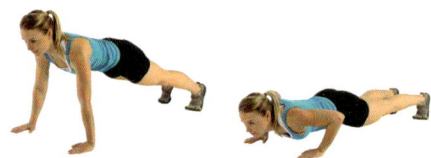

40. Liegestütz
← Seite 66

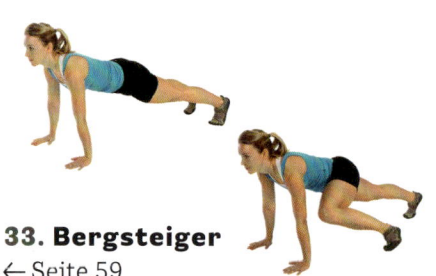

33. Bergsteiger
← Seite 59

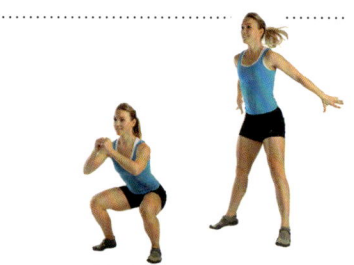

24. Sprung-Kniebeuge
← Seite 50

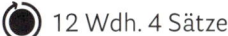 12 Wdh. 4 Sätze

 40 Sek.

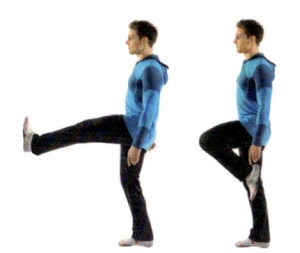

60. Beinstrecker
← Seite 88

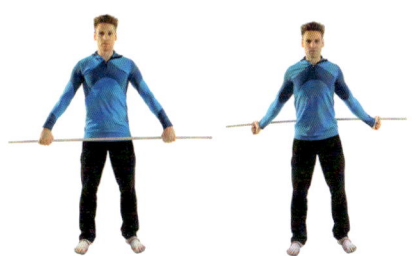

59. Passthroughs
← Seite 87

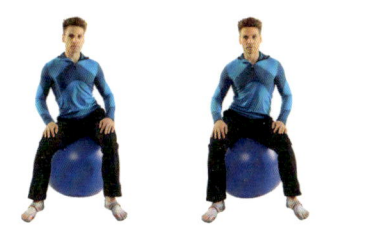

63. Hüftkreisen auf dem Ball
← Seite 91

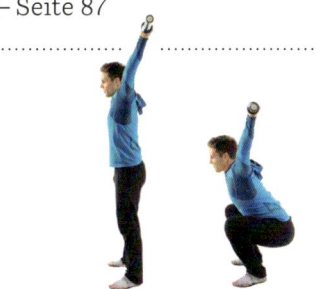

61. Überkopfkniebeuge
← Seite 89

 20 Wdh. 4 Sätze

 40 Sek.

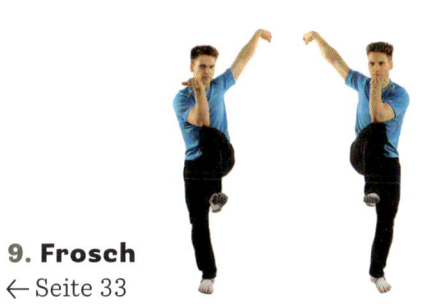

9. Frosch
← Seite 33

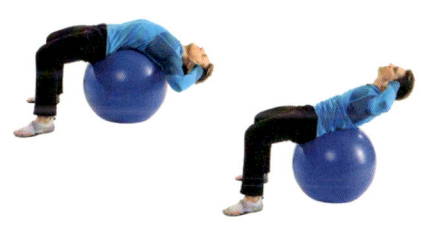

14. Crunch auf Ball
← Seite 38

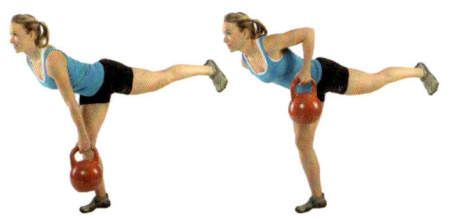

10. Rudern
← Seite 34

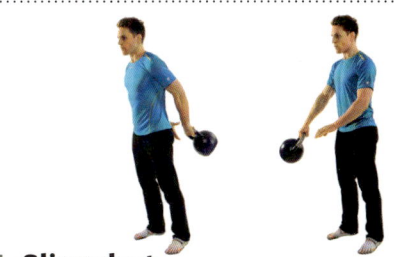

11. Slingshot
← Seite 35

 85 % max. Kraft

 6 Wdh. 4 Sätze

 2 Min.

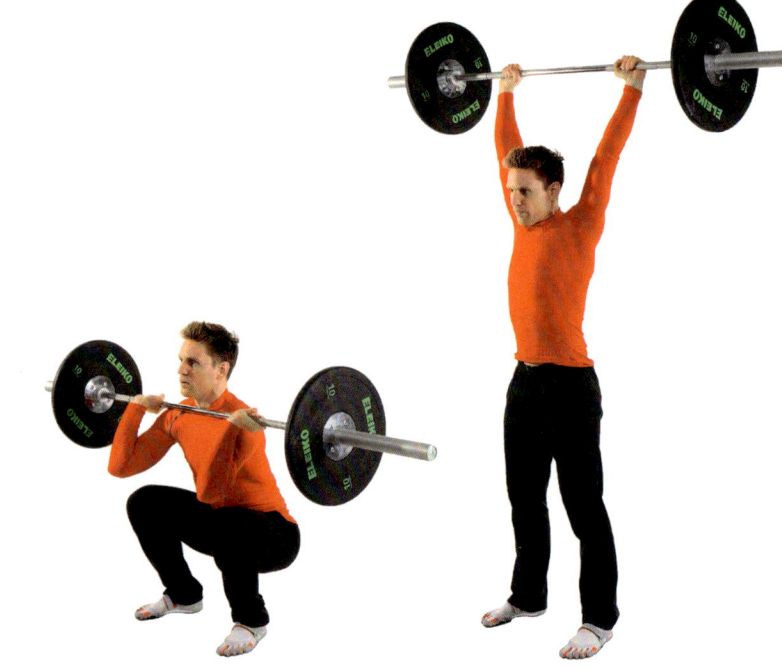

6. Thruster
← Seite 28

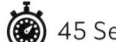 45 Sek.

 15 Sek.

 20 Min.

 5 Sätze

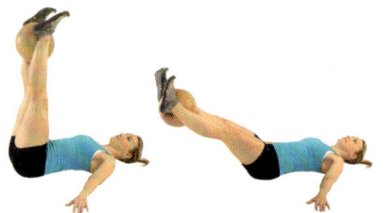

36. Beinheben mit Ball
← Seite 62

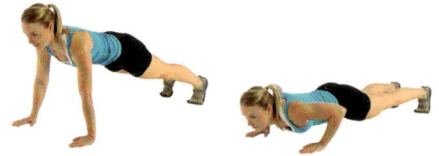

40. Liegestütz
← Seite 66

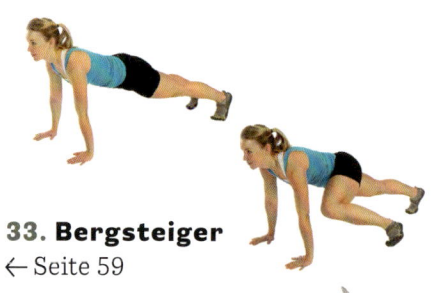

33. Bergsteiger
← Seite 59

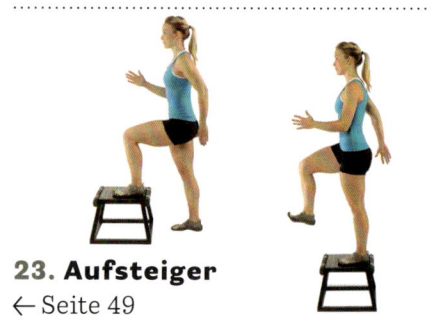

23. Aufsteiger
← Seite 49

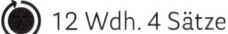
12 Wdh. 4 Sätze

30 Sek.

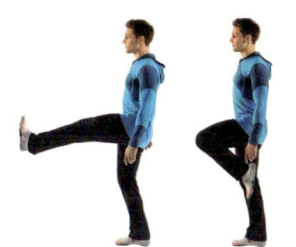

60. Beinstrecker
← Seite 88

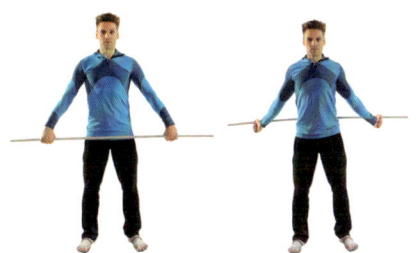

59. Passthroughs
← Seite 87

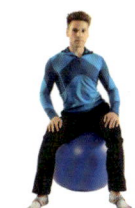 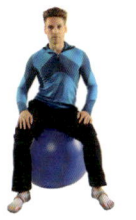

63. Hüftkreisen auf dem Ball
← Seite 91

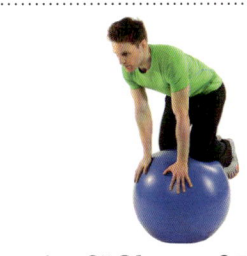

64. Vierfüßler auf Ball
← Seite 92

20 Wdh. 4 Sätze

40 Sek.

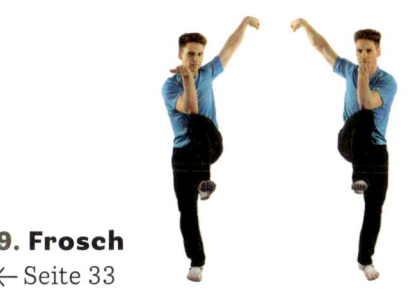

9. Frosch
← Seite 33

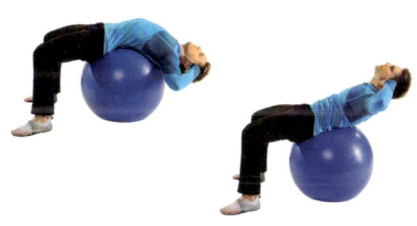

14. Crunch auf Ball
← Seite 38

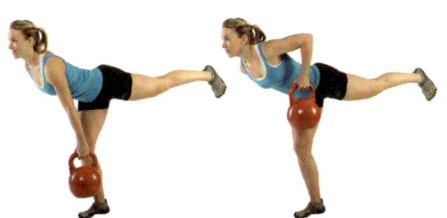

10. Rudern
← Seite 34

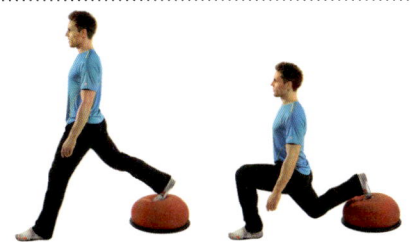

13. Teilkniebeuge auf Jumper
← Seite 37

 85 % max. Kraft

 6 Wdh. 4 Sätze

 2 Min.

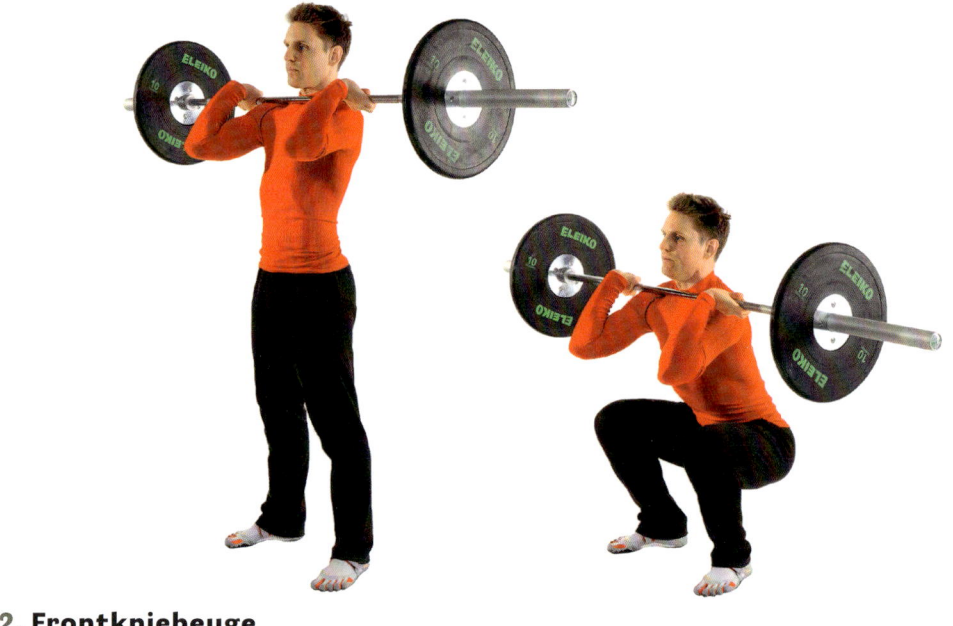

2. Frontkniebeuge
← Seite 24

 50 Sek.

 10 Sek.

 16 Min.

 4 Sätze

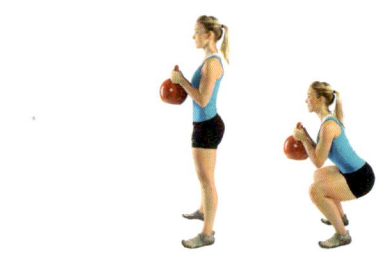

26. Kniebeuge mit Gewicht
← Seite 52

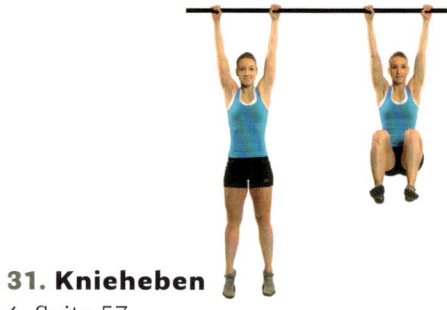

31. Knieheben
← Seite 57

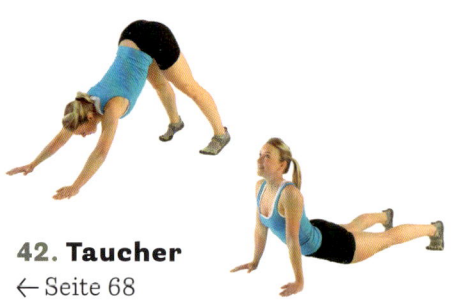

42. Taucher
← Seite 68

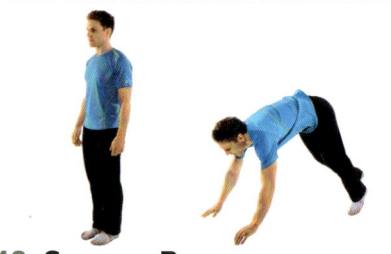

48. Sprung-Burpees
← Seite 74

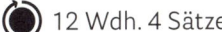 12 Wdh. 4 Sätze

 30 Sek.

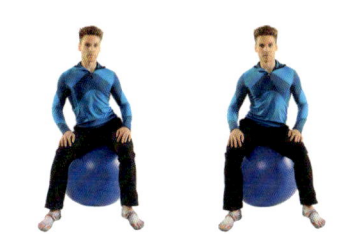

63. Hüftkreisen auf dem Ball
← Seite 91

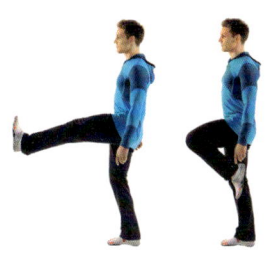

60. Beinstrecker
← Seite 88

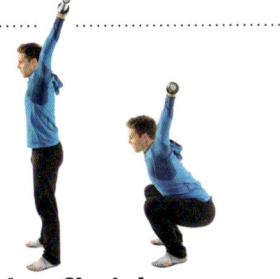

61. Überkopfkniebeuge
← Seite 89

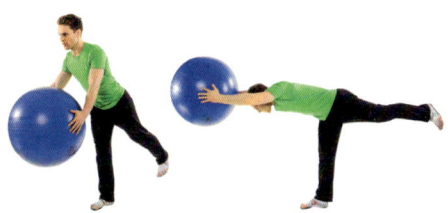

56. Standwaage mit Ball
← Seite 84

 20 Wdh. 4 Sätze

40 Sek.

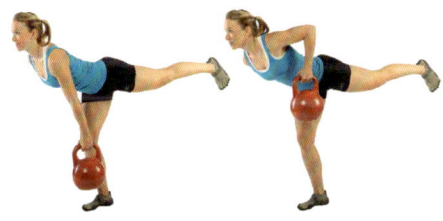

10. Rudern
← Seite 34

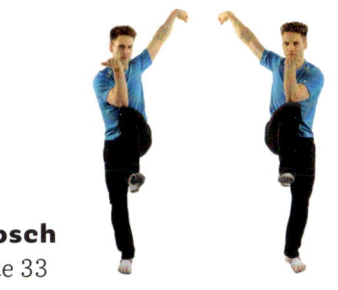

9. Frosch
← Seite 33

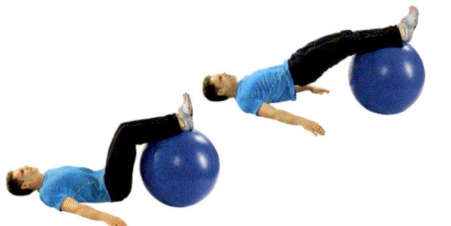

18. Brücke auf Ball
← Seite 42

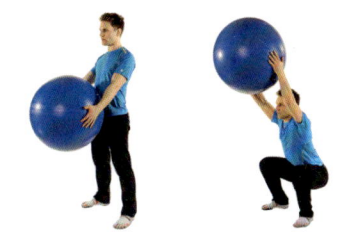

20. Überkopfkniebeuge Ball
← Seite 44

 85 % max. Kraft

 6 Wdh. 4 Sätze

 2 Min.

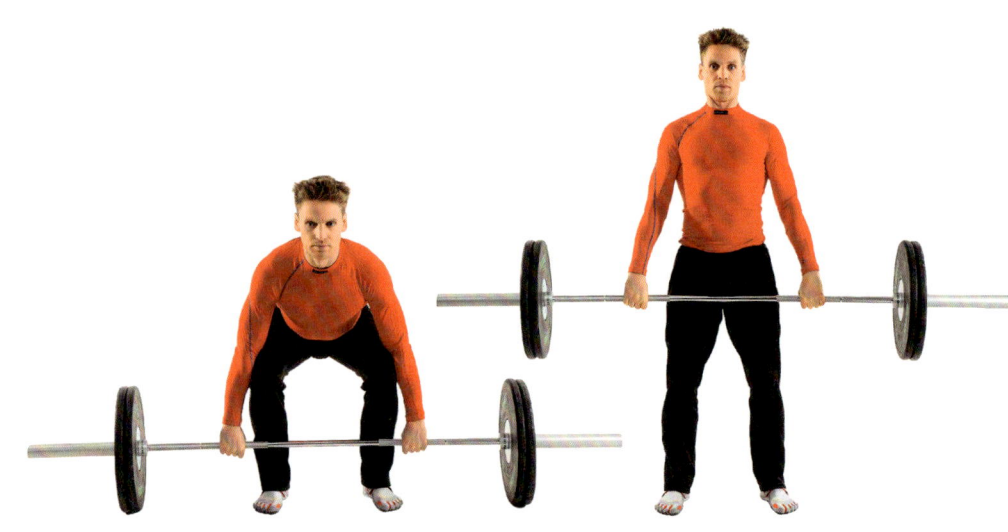

3. Kreuzheben
← Seite 25

 50 Sek.

 10 Sek.

 16 Min.

 4 Sätze

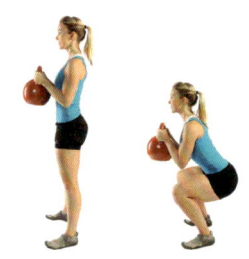

26. Kniebeuge mit Gewicht
← Seite 52

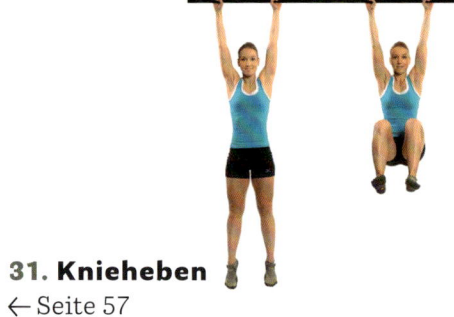

31. Knieheben
← Seite 57

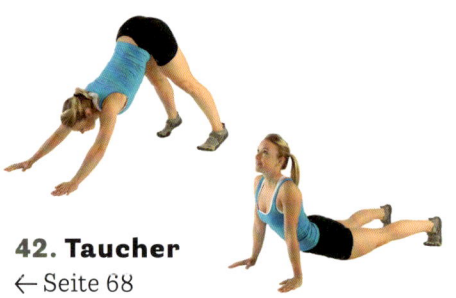

42. Taucher
← Seite 68

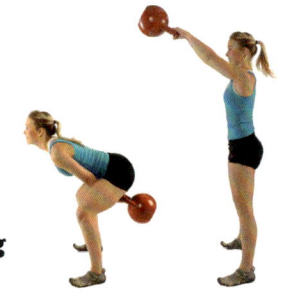

53. Swing
← Seite 79

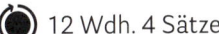 12 Wdh. 4 Sätze

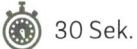 30 Sek.

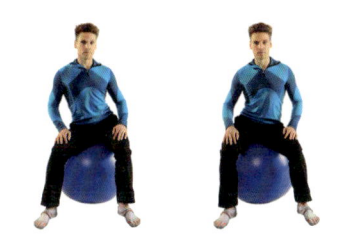

63. Hüftkreisen auf dem Ball
← Seite 91

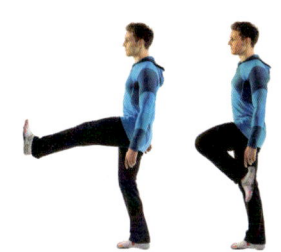

60. Beinstrecker
← Seite 88

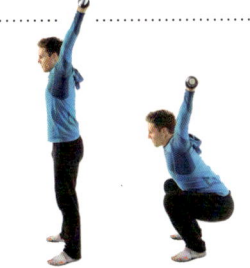

61. Überkopfkniebeuge
← Seite 89

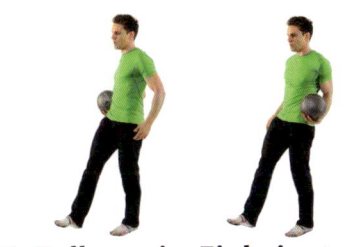

57. Ballpass im Einbeinstand
← Seite 85

 20 Wdh. 4 Sätze

40 Sek.

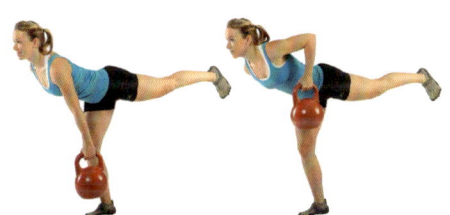

10. Rudern
← Seite 34

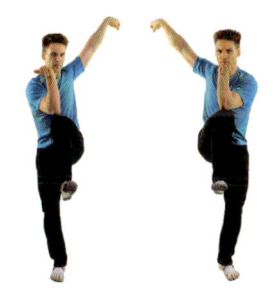

9. Frosch
← Seite 33

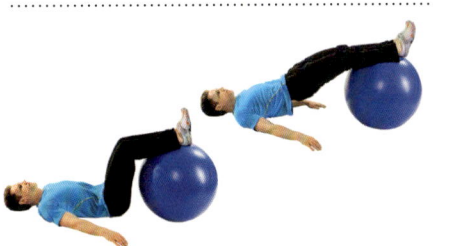

18. Brücke auf Ball
← Seite 42

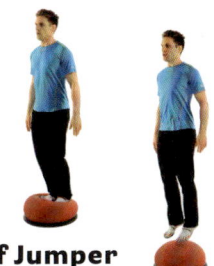

16. Hopser auf Jumper
← Seite 40

 85 % max. Kraft

 6 Wdh. 4 Sätze

 2 Min.

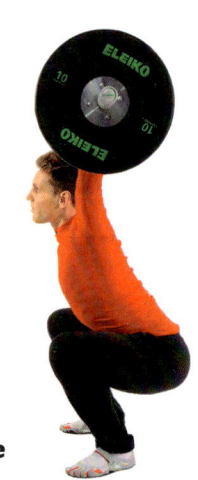
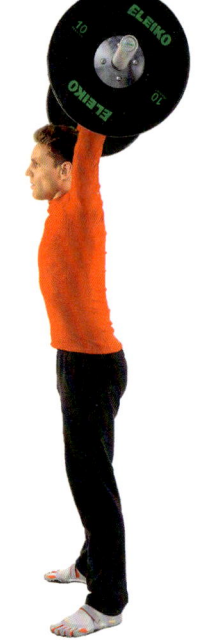

8. Überkopfkniebeuge
← Seite 30

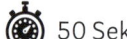 50 Sek.

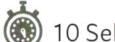 10 Sek.

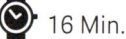 16 Min.

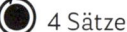 4 Sätze

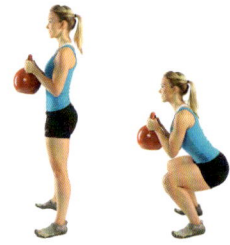

26. Kniebeuge mit Gewicht
← Seite 52

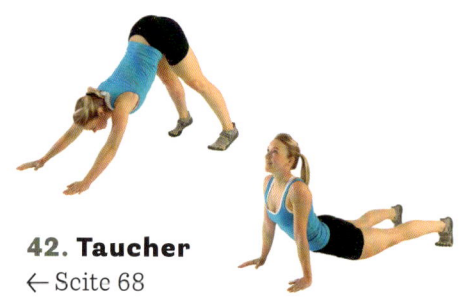

42. Taucher
← Scite 68

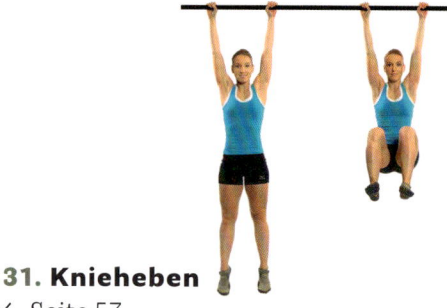

31. Knieheben
← Seite 57

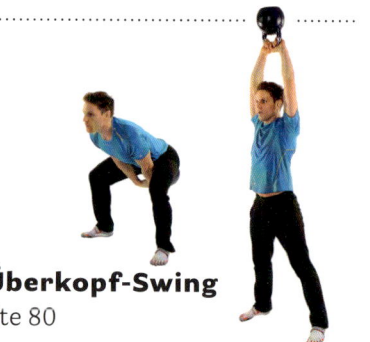

54. Überkopf-Swing
← Seite 80

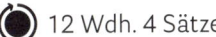 12 Wdh. 4 Sätze

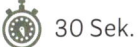 30 Sek.

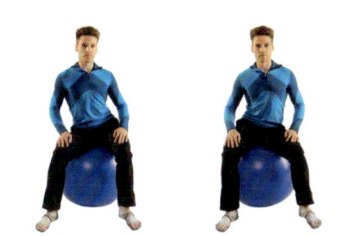

63. Hüftkreisen auf dem Ball
← Seite 91

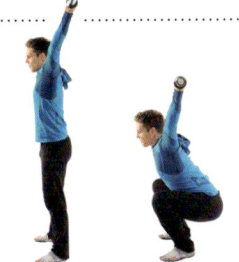

61. Überkopfkniebeuge
← Seite 89

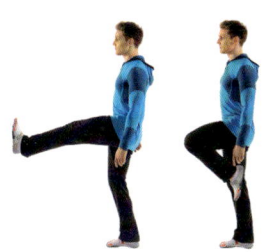

60. Beinstrecker
← Seite 88

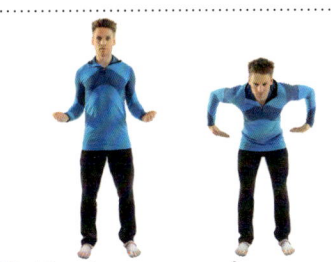

58. Teetasse servieren
← Seite 86

 20 Wdh. 4 Sätze

40 Sek.

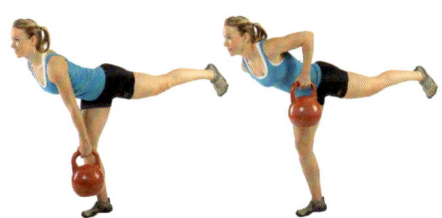

10. Rudern
← Seite 38

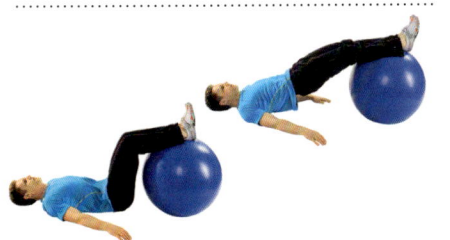

18. Brücke auf Ball
← Seite 42

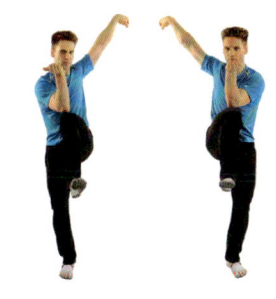

9. Frosch
← Seite 33

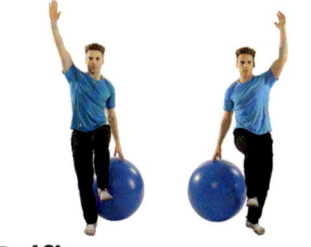

17. Delfin
← Seite 41

 85 % max. Kraft

 6 Wdh. 4 Sätze

 2 Min.

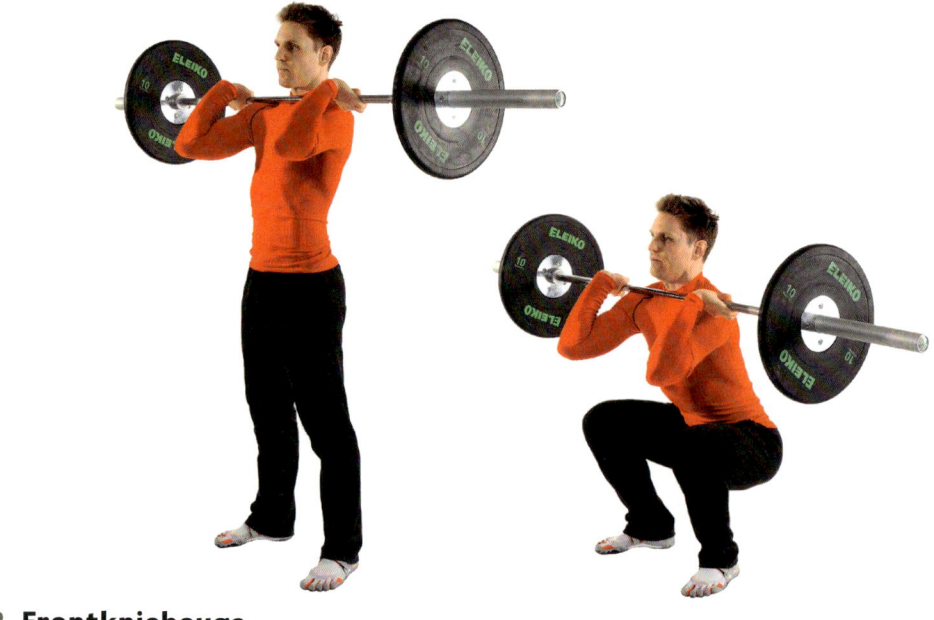

2. Frontkniebeuge
← Seite 24

 50 Sek.

 10 Sek.

 20 Min.

 5 Sätze

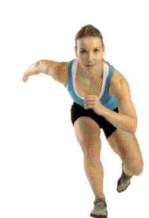

29. Eisläufer
← Seite 55

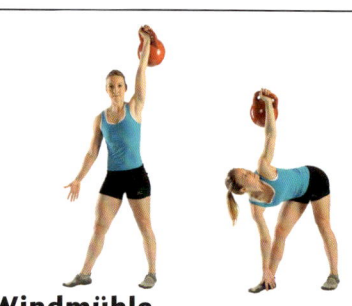

37. Windmühle
← Seite 63

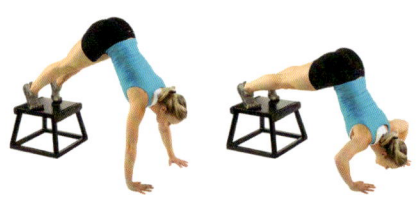

45. Klappmesser-Liegestütz
← Seite 71

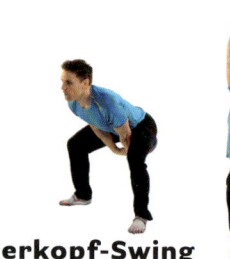

54. Überkopf-Swing
← Seite 80

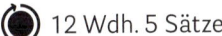 12 Wdh. 5 Sätze

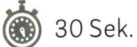 30 Sek.

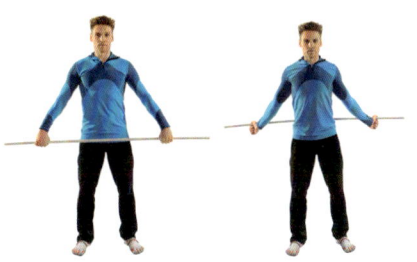

59. Passthroughs
← Seite 87

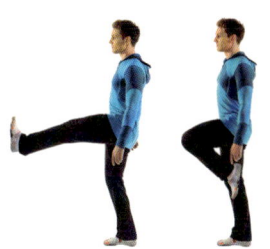

60. Beinstrecker
← Seite 88

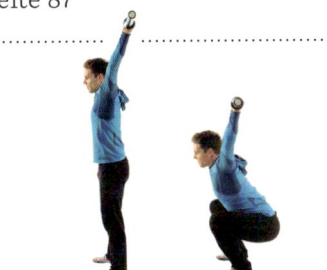

61. Überkopfkniebeuge
← Seite 89

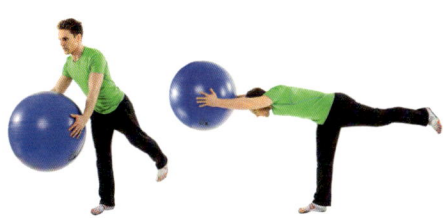

56. Standwaage mit Ball
← Seite 84

 20 Wdh. 4 Sätze

30 Sek.

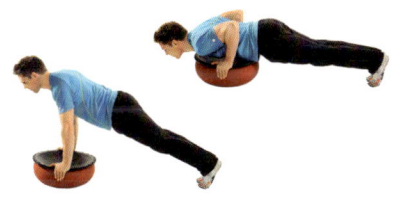

15. Liegestütz auf Jumper
← Seite 39

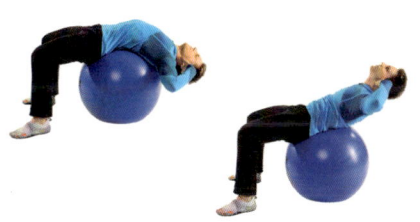

14. Crunch auf Ball
← Seite 38

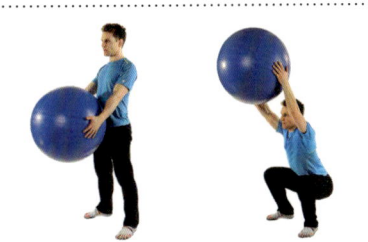

20. Überkopfkniebeuge Ball
← Seite 44

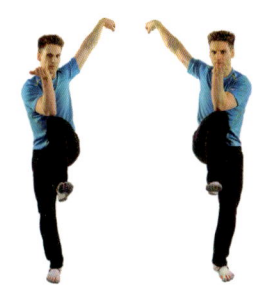

9. Frosch
← Seite 33

 90 % max. Kraft

 4 Wdh. 5 Sätze

 3 Min.

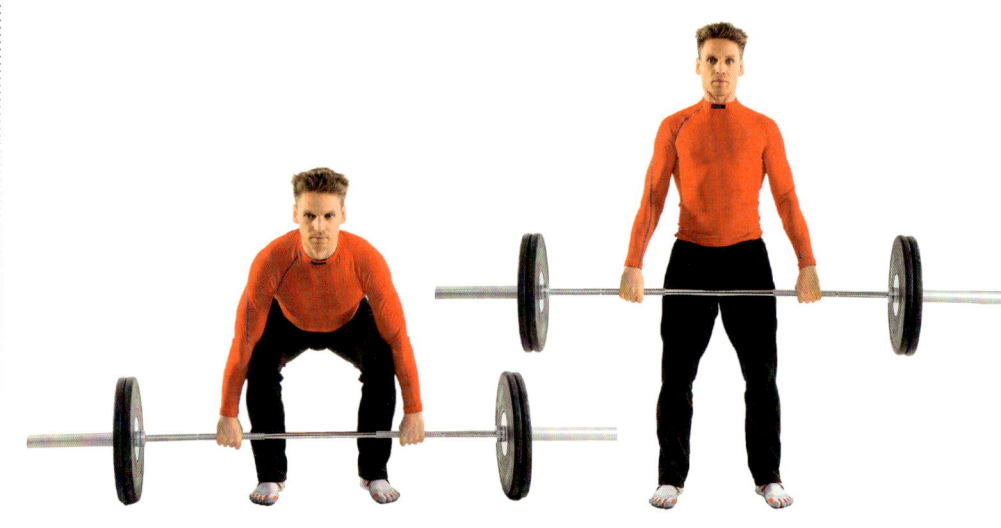

3. Kreuzheben
← Seite 25

 50 Sek.

 10 Sek.

 20 Min.

 5 Sätze

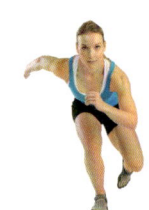

29. Eisläufer
← Seite 55

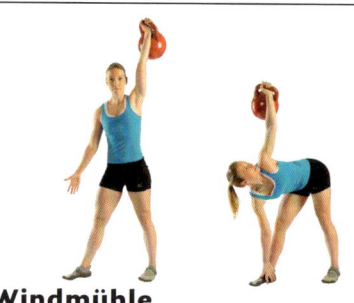

37. Windmühle
← Seite 63

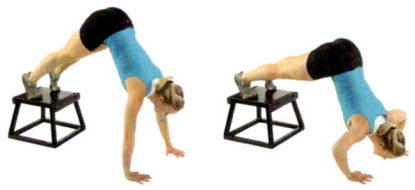

45. Klappmesser-Liegestütz
← Seite 71

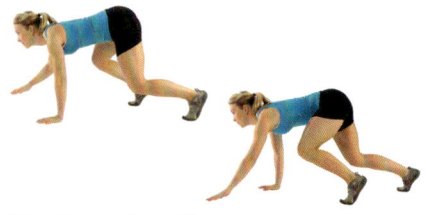

52. Bear Walk
← Seite 78

 12 Wdh. 5 Sätze

30 Sek.

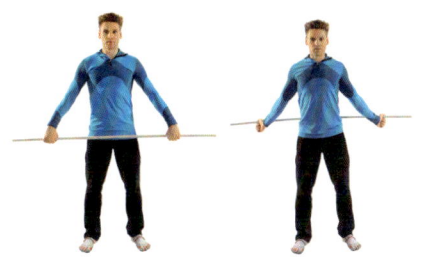

59. Passthroughs
← Seite 87

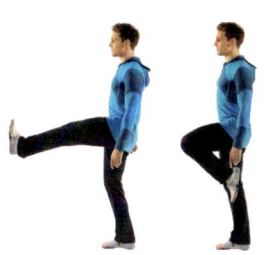

60. Beinstrecker
← Seite 88

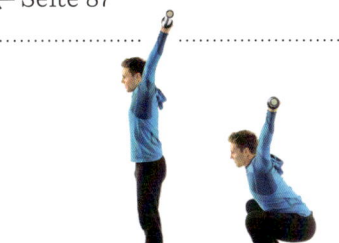

61. Überkopfkniebeuge
← Seite 89

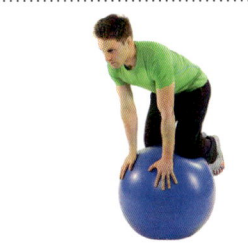

64. Vierfüßler auf Ball
← Seite 92

 20 Wdh. 4 Sätze

30 Sek.

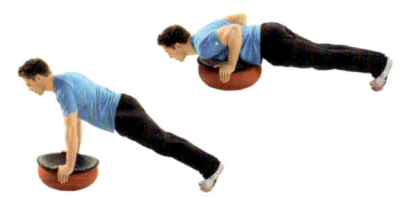

15. Liegestütz auf Jumper
← Seite 39

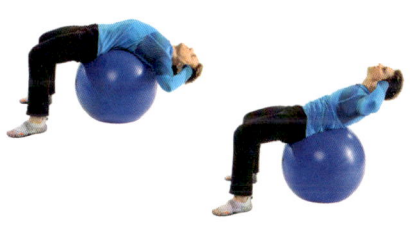

14. Crunch auf Ball
← Seite 38

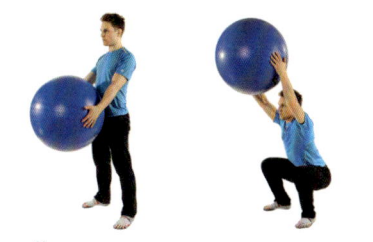

20. Überkopfkniebeuge Ball
← Seite 44

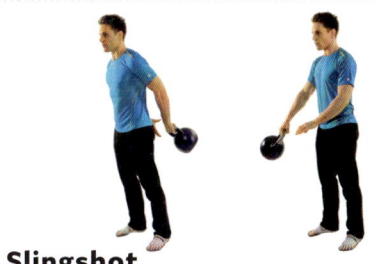

11. Slingshot
← Seite 35

 90 % max. Kraft

 4 Wdh. 5 Sätze

 3 Min.

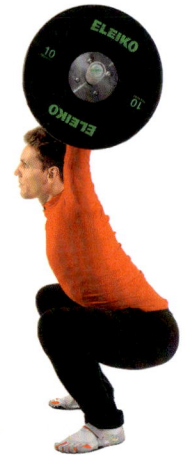
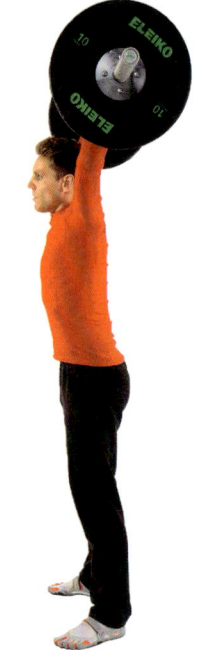

8. Überkopfkniebeuge
← Seite 30

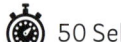 50 Sek.

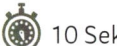 10 Sek.

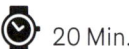 20 Min.

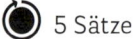 5 Sätze

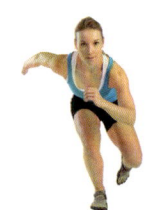

29. Eisläufer
← Seite 55

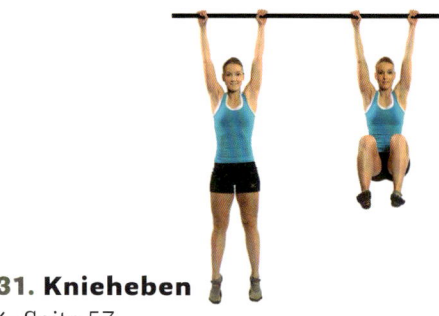

31. Knieheben
← Seite 57

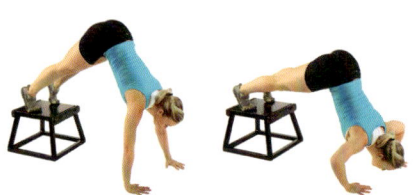

45. Klappmesser-Liegestütz
← Seite 71

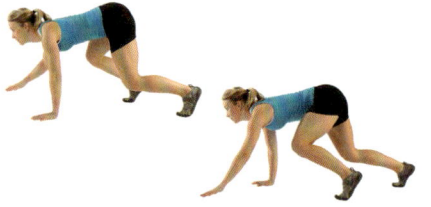

52. Bear Walk
← Seite 78

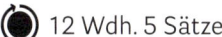 12 Wdh. 5 Sätze

 30 Sek.

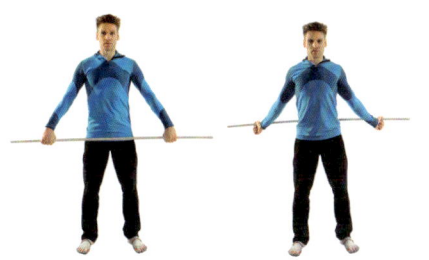

59. Passthroughs
← Seite 87

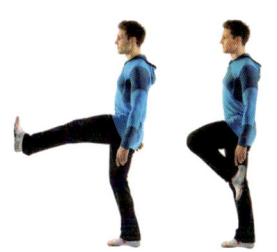

60. Beinstrecker
← Seite 88

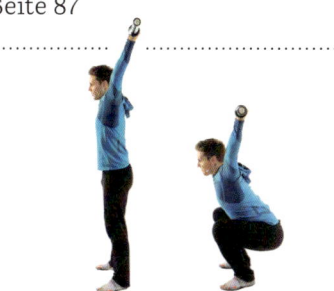

61. Überkopfkniebeuge
← Seite 89

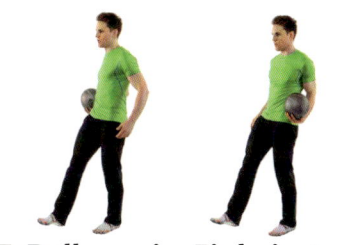

57. Ballpass im Einbeinstand
← Seite 85

 20 Wdh. 4 Sätze

30 Sek.

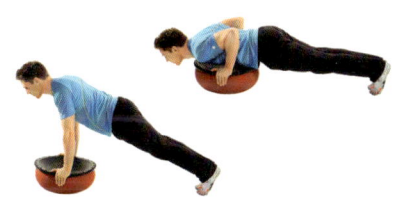

15. Liegestütz auf Jumper
← Seite 39

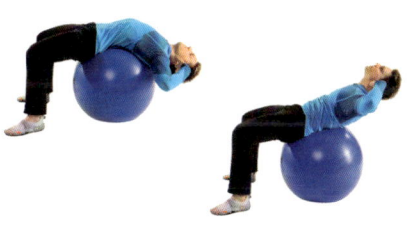

14. Crunch auf Ball
← Seite 38

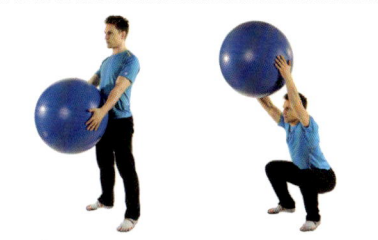

20. Überkopfkniebeuge Ball
← Seite 44

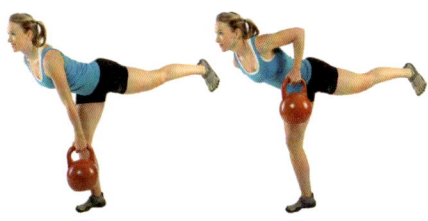

10. Rudern
← Seite 34

 85 % max. Kraft

 4 Wdh. 5 Sätze

 3 Min.

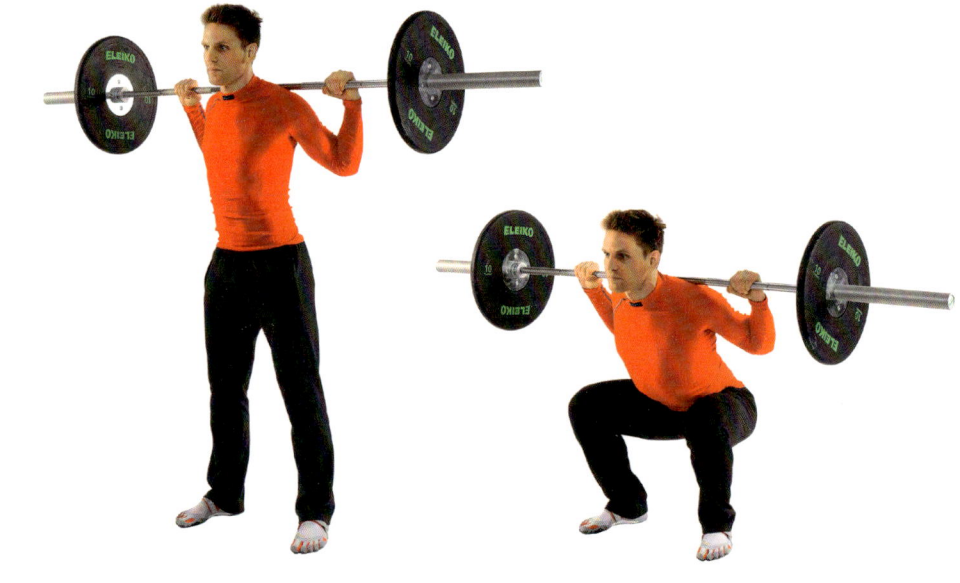

1. Kniebeuge mit Langhantel
← Seite 23

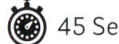 45 Sek.

 15 Sek.

 16 Min.

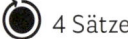 4 Sätze

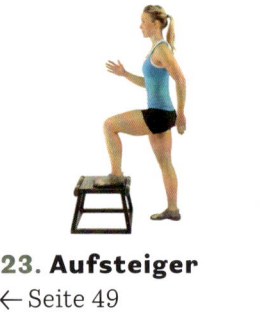

23. Aufsteiger
← Seite 49

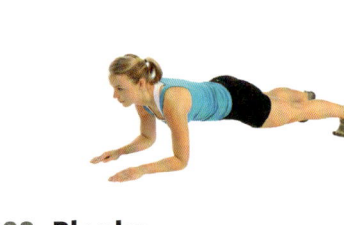

32. Planke
← Seite 58

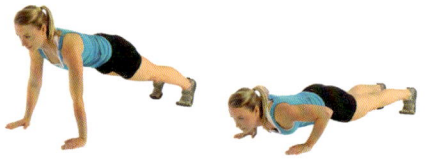

40. Liegestütz
← Seite 66

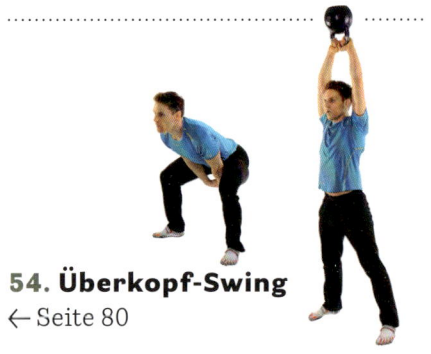

54. Überkopf-Swing
← Seite 80

144

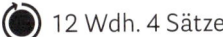 12 Wdh. 4 Sätze

 30 Sek.

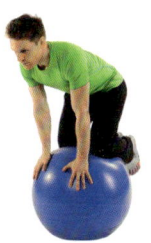

64. Vierfüßler auf Ball
← Seite 92

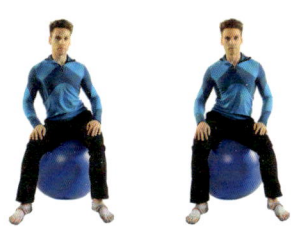

63. Hüftkreisen auf dem Ball
← Seite 91

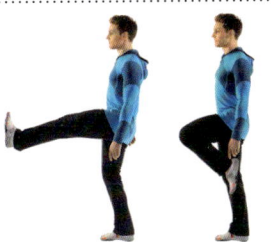

60. Beinstrecker
← Seite 88

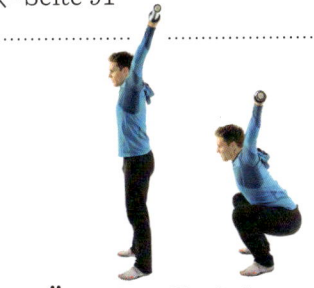

61. Überkopfkniebeuge
← Seite 89

 25 Wdh. 3 Sätze

30 Sek.

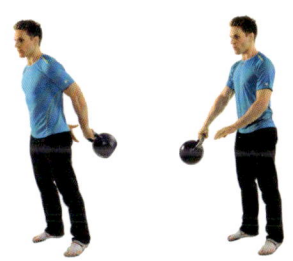

11. Slingshot
← Seite 35

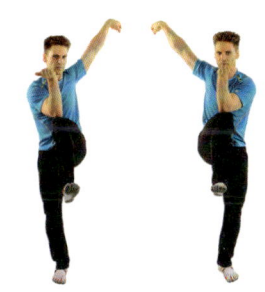

9. Frosch
← Seite 33

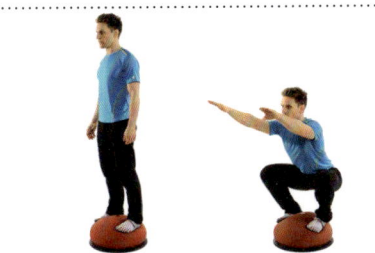

12. Kniebeuge auf Jumper
← Seite 36

14. Crunch auf Ball
← Seite 38

 85 % max. Kraft

 4 Wdh. 5 Sätze

 3 Min.

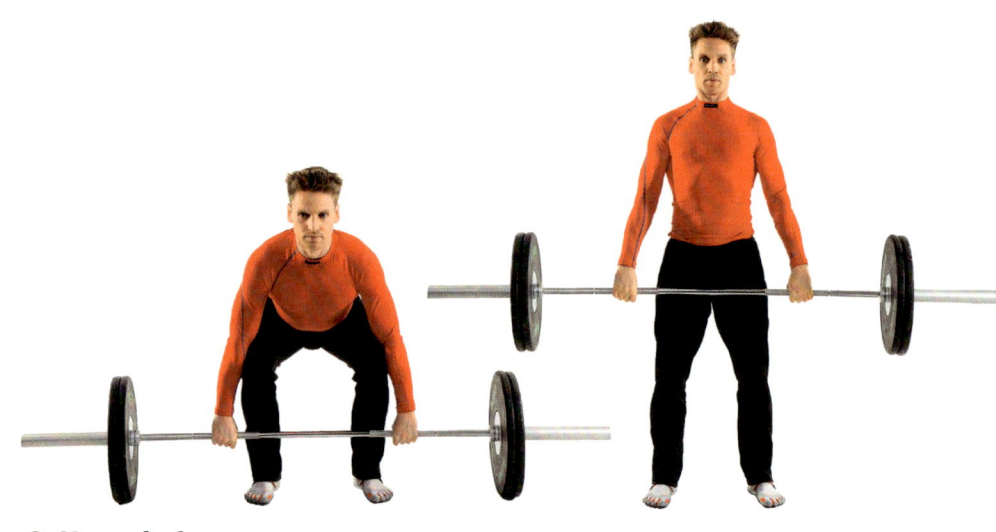

3. Kreuzheben
← Seite 25

 45 Sek.

 15 Sek.

 16 Min.

 4 Sätze

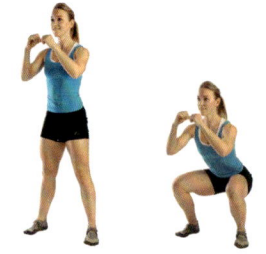

21. Kniebeuge
← Seite 47

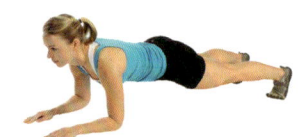

32. Planke
← Seite 58

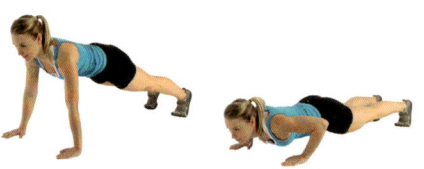

40. Liegestütz
← Seite 66

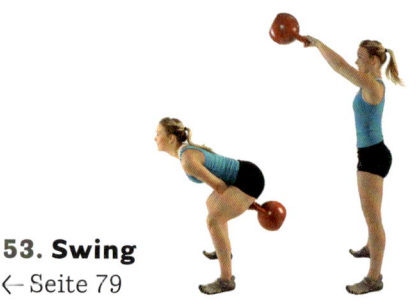

53. Swing
← Seite 79

146

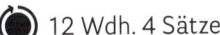
12 Wdh. 4 Sätze

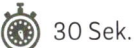
30 Sek.

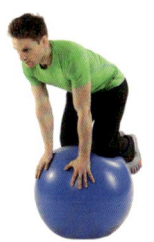

64. Vierfüßler auf Ball
← Seite 92

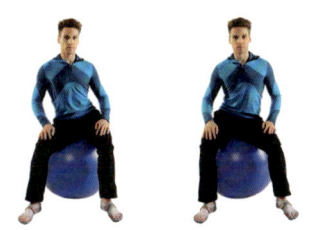

63. Hüftkreisen auf dem Ball
← Seite 91

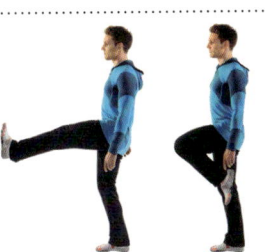

60. Beinstrecker
← Seite 88

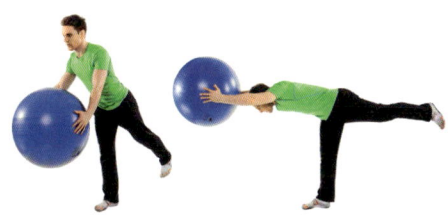

56. Standwaage mit Ball
← Seite 84

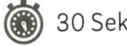
25 Wdh. 3 Sätze

30 Sek.

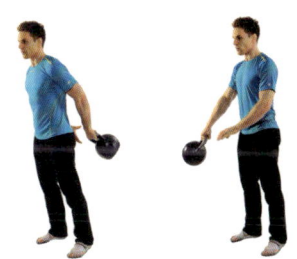

11. Slingshot
← Seite 35

9. Frosch
← Seite 33

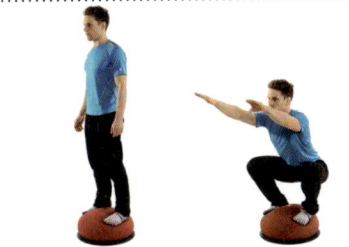

12. Kniebeuge auf Jumper
← Seite 36

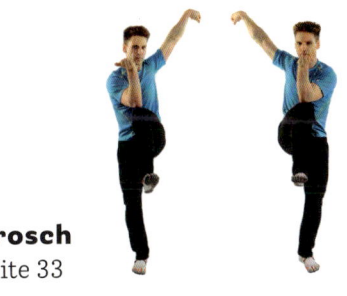

15. Liegestütz auf Jumper
← Seite 39

147

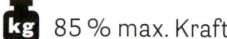 85 % max. Kraft

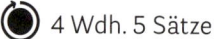 4 Wdh. 5 Sätze

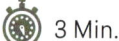 3 Min.

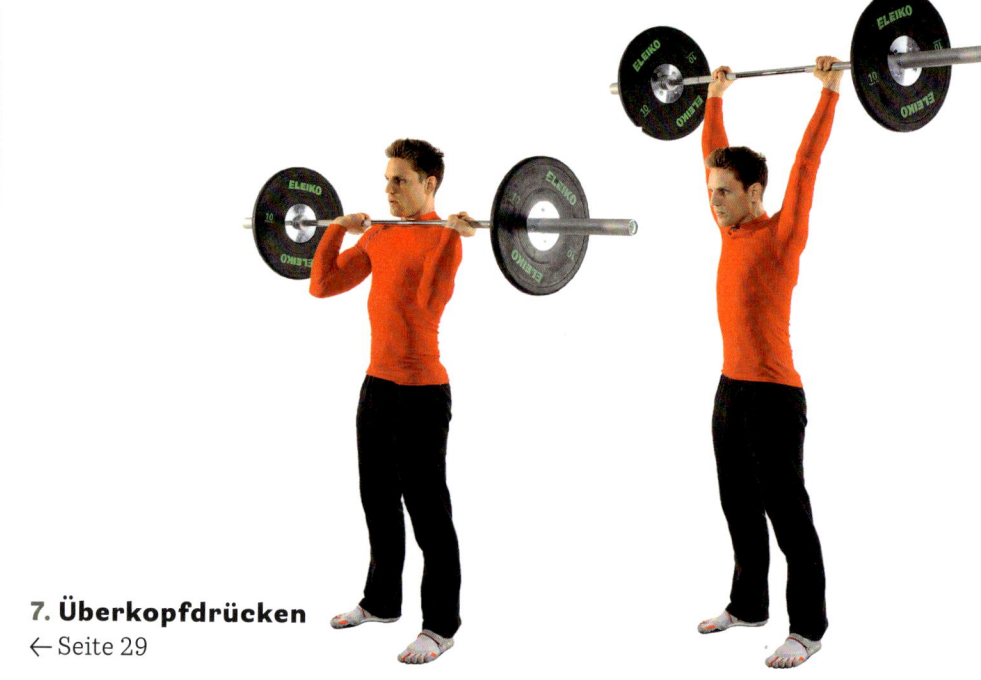

7. Überkopfdrücken
← Seite 29

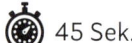 45 Sek.

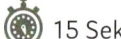 15 Sek.

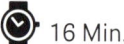 16 Min.

4 Sätze

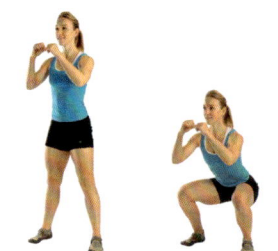

21. Kniebeuge
← Seite 47

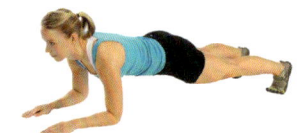

32. Planke
← Seite 58

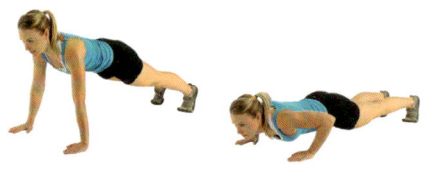

40. Liegestütz
← Seite 66

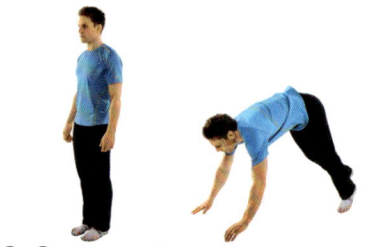

48. Sprung-Burpees
← Seite 74

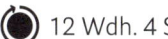
12 Wdh. 4 Sätze

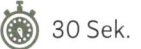
30 Sek.

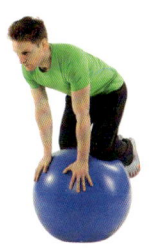

64. Vierfüßler auf Ball
← Seite 92

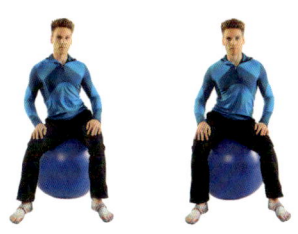

63. Hüftkreisen auf dem Ball
← Seite 91

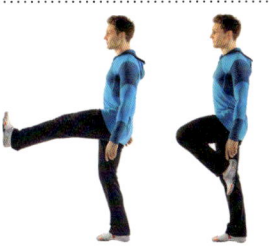

60. Beinstrecker
← Seite 88

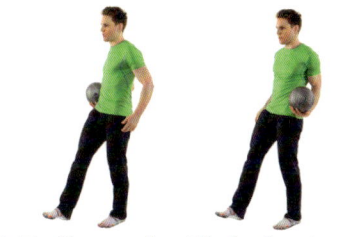

57. Ballpass im Einbeinstand
← Seite 85

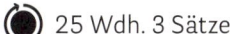
25 Wdh. 3 Sätze

30 Sek.

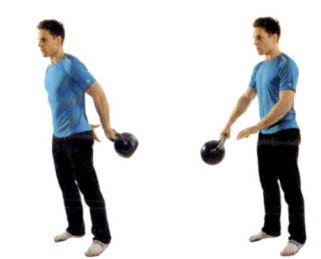

11. Slingshot
← Seite 35

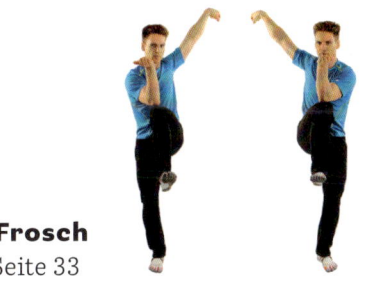

9. Frosch
← Seite 33

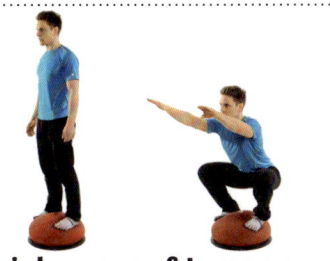

12. Kniebeuge auf Jumper
← Seite 36

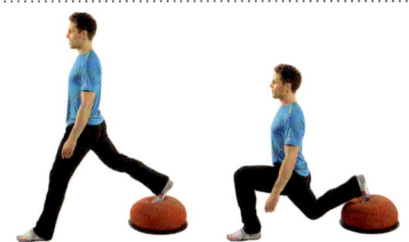

13. Teilkniebeuge auf Jumper
← Seite 37

149

 90 % max. Kraft

 3 Wdh. 3 Sätze

 4 Min.

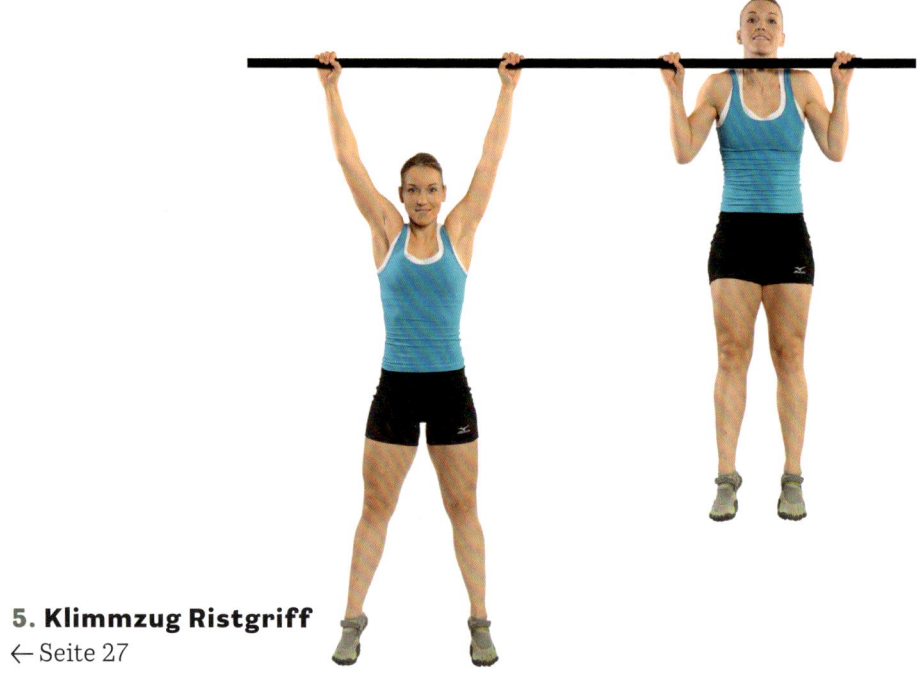

5. Klimmzug Ristgriff
← Seite 27

 50 Sek.

 10 Sek.

 16 Min.

 4 Sätze

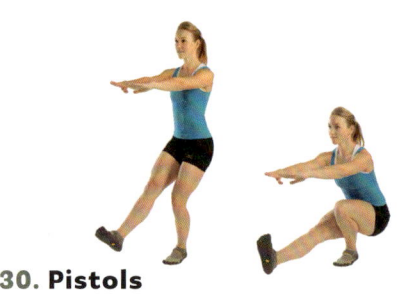

30. Pistols
← Seite 56

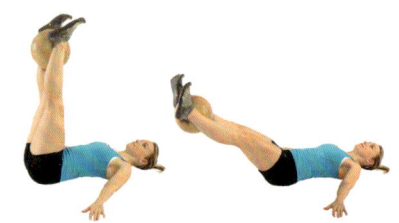

36. Beinheben mit Ball
← Seite 62

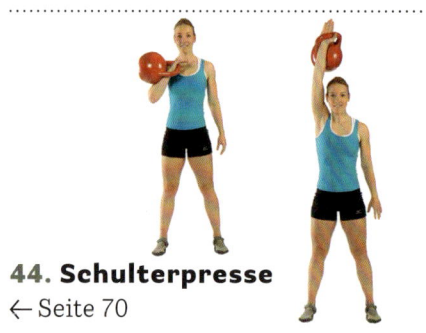

44. Schulterpresse
← Seite 70

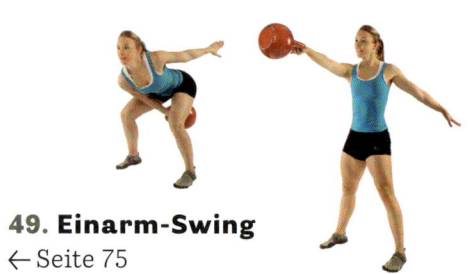

49. Einarm-Swing
← Seite 75

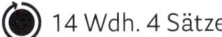 14 Wdh. 4 Sätze

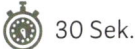 30 Sek.

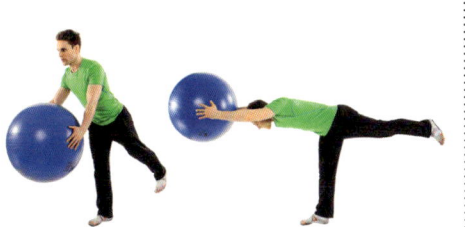

56. Standwaage mit Ball
← Seite 84

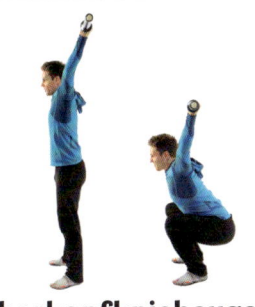

61. Überkopfkniebeuge
← Seite 89

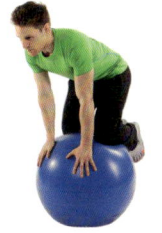

64. Vierfüßler auf Ball
← Seite 92

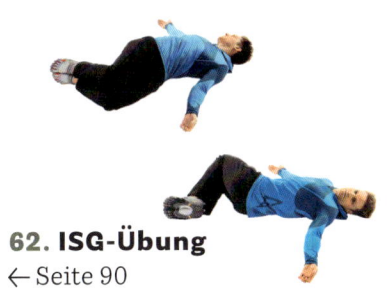

62. ISG-Übung
← Seite 90

 25 Wdh. 3 Sätze

30 Sek.

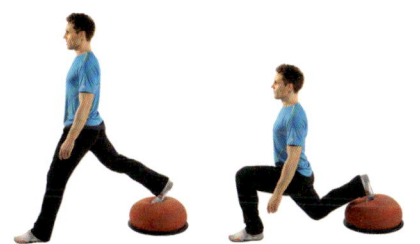

13. Teilkniebeuge auf Jumper
← Seite 37

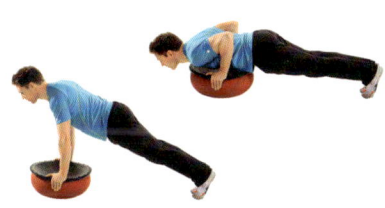

15. Liegestütz auf Jumper
← Seite 39

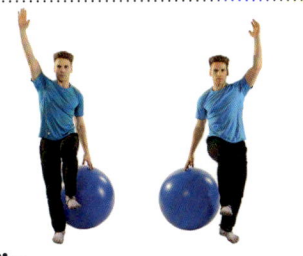

17. Delfin
← Seite 41

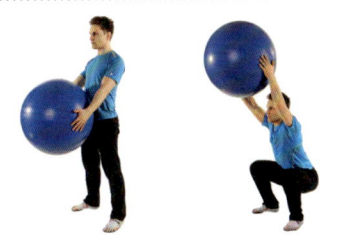

20. Überkopfkniebeuge Ball
← Seite 44

 90 % max. Kraft

 3 Wdh. 3 Sätze

 4 Min.

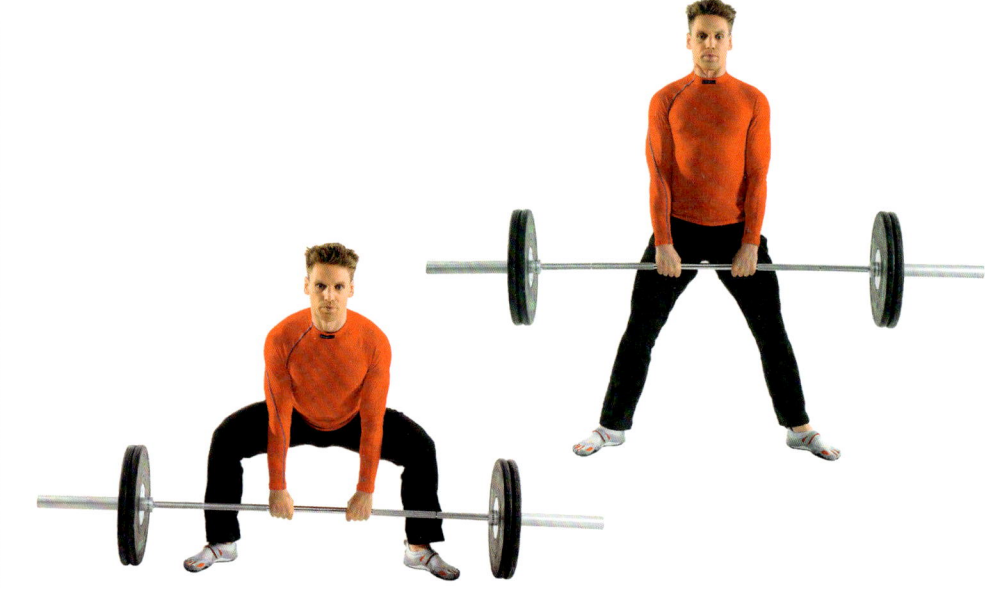

4. Sumo Kreuzheben
← Seite 26

 50 Sek.

 10 Sek.

 16 Min.

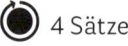 4 Sätze

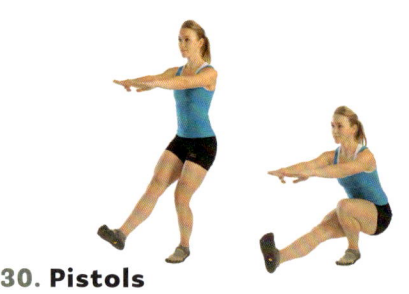

30. Pistols
← Seite 56

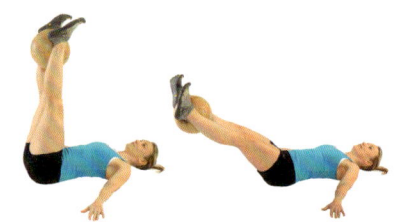

36. Beinheben mit Ball
← Seite 62

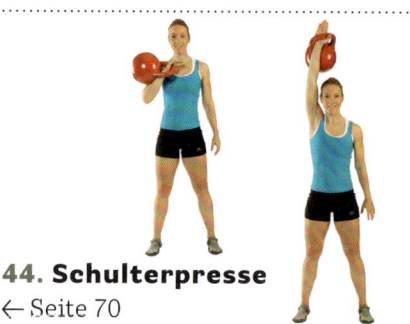

44. Schulterpresse
← Seite 70

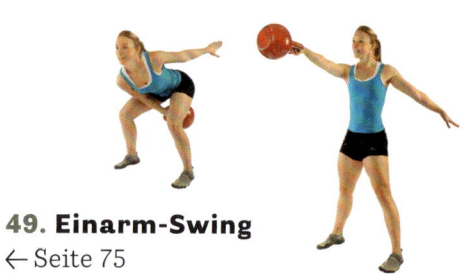

49. Einarm-Swing
← Seite 75

 14 Wdh. 4 Sätze

🕑 30 Sek.

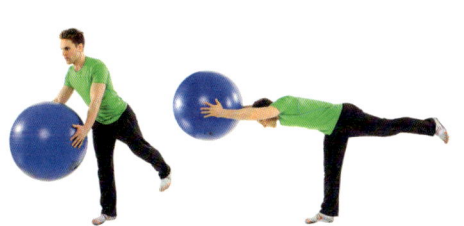

56. Standwaage mit Ball
← Seite 84

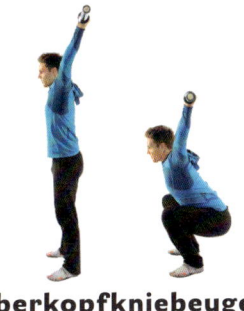

61. Überkopfkniebeuge
← Seite 89

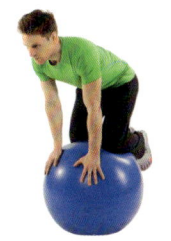

64. Vierfüßler auf Ball
← Seite 92

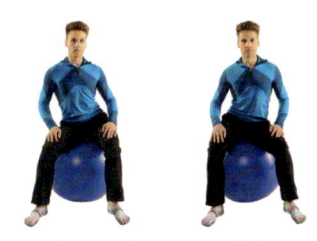

63. Hüftkreisen auf dem Ball
← Seite 91

 25 Wdh. 4 Sätze

🕑 30 Sek.

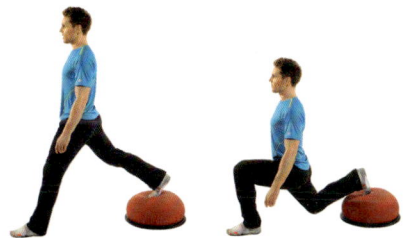

13. Teilkniebeuge auf Jumper
← Seite 37

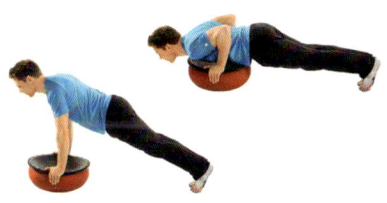

15. Liegestütz auf Jumper
← Seite 39

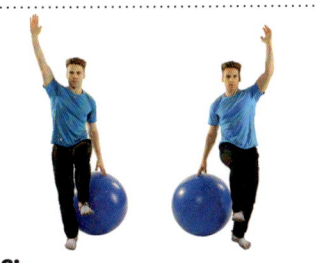

17. Delfin
← Seite 41

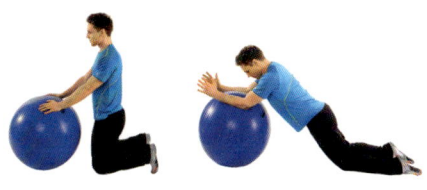

19. Namen schreiben
← Seite 43

 90 % max. Kraft

 3 Wdh. 3 Sätze

 4 Min.

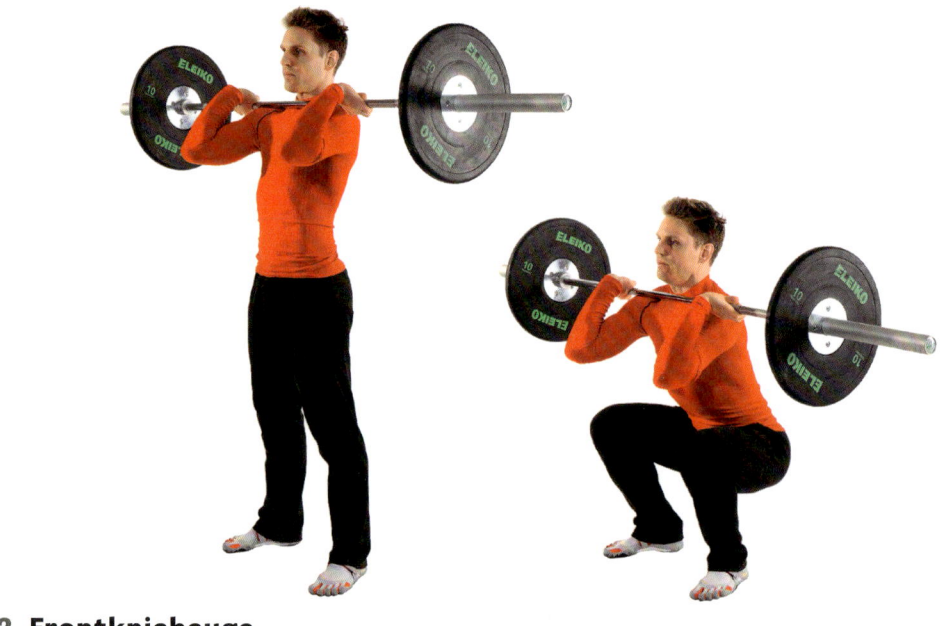

2. Frontkniebeuge
← Seite 24

 50 Sek.

 10 Sek.

 16 Min.

 4 Sätze

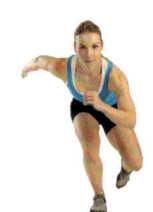

29. Eisläufer
← Seite 55

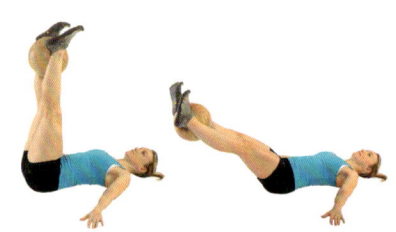

36. Beinheben mit Ball
← Seite 62

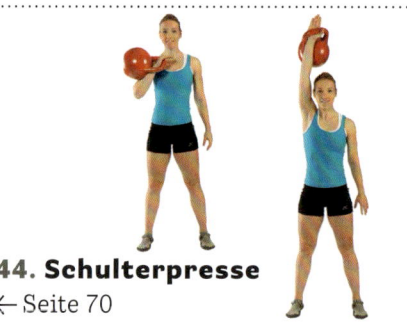

44. Schulterpresse
← Seite 70

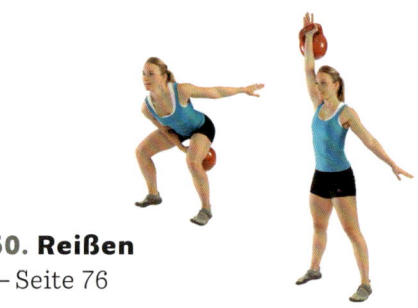

50. Reißen
← Seite 76

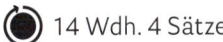
14 Wdh. 4 Sätze

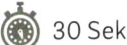
30 Sek.

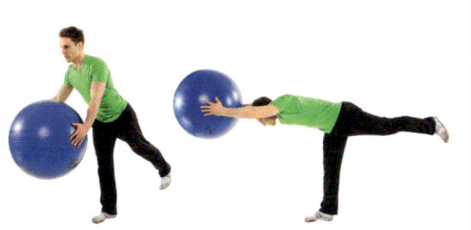

56. Standwaage mit Ball
← Seite 84

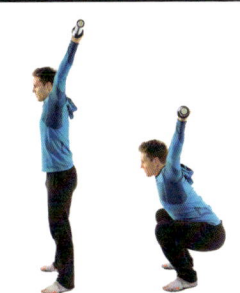

61. Überkopfkniebeuge
← Seite 89

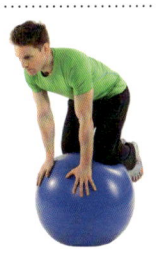

64. Vierfüßler auf Ball
← Seite 92

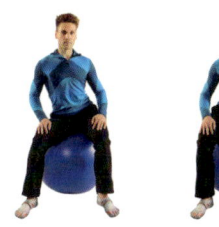

63. Hüftkreisen auf dem Ball
← Seite 91

25 Wdh. 4 Sätze

30 Sek.

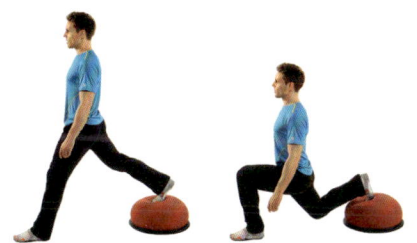

13. Teilkniebeuge auf Jumper
← Seite 37

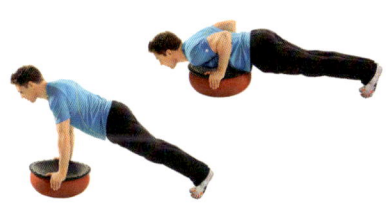

15. Liegestütz auf Jumper
← Seite 39

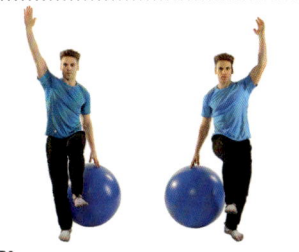

17. Delfin
← Seite 41

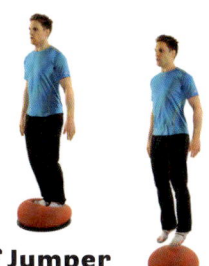

16. Hopser auf Jumper
← Seite 40

155

Für alle, die mehr über diese und verwandte Übungen erfahren möchten, bietet sich die Internetrecherche an. Auf youtube befinden sich eine Menge Videos, die entsprechende Bewegungsabläufe zeigen. Damit Ihnen das Finden der einzelnen Übungen einfacher fällt, haben wir wichtige Übungen zusätzlich in Englisch aufgeführt.

A

Aufsteiger
→ Step up
Ausfallschritt
→ Lunge
Ausstoßen
→ Push Press

B

Ball-Liegestütz
→ Medball Push up
Ball-Überzug
→ Medball Pullovers
Ballwandern
→ Medball Handwalk
Ballwechsel Liegestütz
→ Alternating Medball Push ups
Beckenheben
→ Supine Hip extension
Beine ans Reck
→ Meg Lfit
Beinheben
→ Leg Raises
Beinheben am Reck
→ Chin up Bar Leg Raises

Beinheben mit Ball
→ Medball Leg Raises
Beinstemme
→ Glute Bridge
Bergsteiger
→ Mountain Climber
Brustdrücken
→ Chest Press
Burpee mit Liegestütz
→ Burpee with Push up
Burpee mit Liegestütz und Strecksprung
→ Burpee
Burpee mit Medizinball
→ Medball Burpee

E

Einarm Swing
→ One Arm Swing
Einbein
Becken heben
→ Single
Einbein Good Morning mit Gewicht
→ Single Leg Good Morning

Eisläufer
→ Ice Skater

F

Frontkniebeuge
→ Frontsquat

G

Getup Bottomup
→ Bottom up
Gladiator
→ Gladiator Press
Griff-Schulterpresse
→ Bottom up Press

H

Hampelmann
→ Jumping Jacks

K

Kasten-Kniebeuge
→ Single Leg Boxsquat
Kastensprung
→ Tirejump
Klappmesser-Liegestütz
→ Jackknife
Klatsch-Liegestütz
→ Clapping Pushup
Klimmzug Kammgriff
→ Chin up
Klimmzug Ristgriff
→ Pull up

Klimmzug Stütze
→ Muscle up
Knie heben
→ Knee Tuck
Knie-Liegestütz
→ Knee Push up
Kniebeuge
→ Squat
Kniebeuge mit Gewicht
→ Front Squat
Kniebeuge über Kopf
→ Overhead Squat
Kreisel
→ The Halo
Kreuz-Ausfallschritt
→ Crossover
Kreuzheben
→ Deadlift

L

Liegestütz
→ Push up

M

Medizinballwurf
→ Medball Slam
Medizinballwurf nach oben
→ Medball Throw

P

Pistols
→ (Leg) Pistols

Planke
→ *Body Plank*

R

Rudern
→ *Renegade Row*
Rudern mit Liegestütz
→ *Renegade Row plus Push up*

S

Säge
→ *Body Saw*
Schulterpresse
→ *Military Press*
Seemans Liegestütz
→ *Sailor's Push up*
Seit-Aufsteiger
→ *side step up*
Seit-Ausfallschritt
→ *Side Lunge*
Seitmesser-Liegestütz
→ *jackknife push up side*
Seitwurf
→ *Medball rotational Throw/Slam*
Skorpion
→ *The Scorpion (-Push up)*
Sprung-Aufsteiger
→ *step up jump*
Sprung-Ausfallschritt
→ *Jump Lunge*

Sprung-Kniebeuge
→ *Jump Squat*
Strecker
→ *The Stretcher*
Swing im Wechsel
→ *Alternating Swing*

T

T-Liegestütz
→ *T-Push up*
Taucher
→ *Dive Bomber*
Teilkniebeuge
→ *Bulgarian Split Squat*
Twist
→ *Russian Twist*
Twist mit Gewicht
→ *Russian Twist (with Kettlebell)*

U

Überzüge
→ *Pullovers*
Umsetzen
→ *Kettlebell Clean*

W

W-Ausfallschritt
→ *Tactical Lunge*
Windmühle
→ *Windmill*

LITERATUR

BAECHLE/EARLE
Essentials of Strength Training and Conditioning
Champaign 2008

BOYLE, MICHAEL
Advances in Functional Training
Santa Cruz 2010

COOK, GRAY
Movement Functional Movement Systems: Screening – Assessment – Corrective Strategies
Santa Cruz 2010

HÖLTKE, VOLKER
Grundlagen und Prinzipien des sportlichen Trainings
Lüdenscheid-Hellersen 2003

PLISK, STEVEN
Functional Training; NSCA Hot Topic Series; www.nsca-lift.org

SCHULER, LOU / COSGROVE, ALWYN
The new rules of lifting: six basic moves for maximum muscle
New York 2006

SEIDENSPINNER, DIETMAR
Training in der Physiotherapie
Springer Berlin 2005

ZINTL, FRITZ
Ausdauertraining. Grundlagen, Methoden, Trainingssteuerung
München 2009